现场初级救护手册

上海市红十字会　编　著

上海交通大学出版社

内 容 提 要

现场初级救护是挽救伤病者生命与健康的首要环节,现场救护的及时、正确、有效是救护成功的关键。

本书内容包括现场救护总则,心肺复苏知识与技术,创伤现场救护,意外伤害、常见急症、急性中毒救护,灾害逃生与救护,艾滋病防治,心理救助及红十字救护队知识等,内容丰富,图文并茂,通俗易懂,可操作性强,以作为市民学习救护知识和技能之用。

图书在版编目(CIP)数据

现场初级救护手册/上海市红十字会编著. —上海:上海交通大学出版社,2008(2019 重印)

ISBN 978 - 7 - 313 - 05191 - 2

Ⅰ. 现... Ⅱ. 上... Ⅲ. 急救—手册 Ⅳ. R459.7 - 62

中国版本图书馆 CIP 数据核字(2008)第 044500 号

现场初级救护手册

上海市红十字会 编 著

上海交通大学出版社出版发行

(上海市番禺路 951 号 邮政编码 200030)

电话:64071208

上海天地海设计印刷有限公司印刷 全国新华书店经销

开本:787 mm×960 mm 1/16 印张:11.25 字数:166 千字

2008 年 4 月第 1 版 2019 年 7 月第 16 次印刷

ISBN 978 - 7 - 313 - 05191 - 2/R·073 定价:35.00 元

编委会名单

名誉主编　谢丽娟

主　　编　熊仿杰

副 主 编　李明磊　孙大红　惠永才

编　　委　（以姓氏笔画为序）

田永波　叶家宪　孙红英　吴华南　陈　瑶

张国成　杨钧仪　滕桂香　魏　彬

序

　　现场初级救护是挽救伤病者生命与健康的首要环节,现场救护的及时、正确、有效是救护成功的关键。普及群众性现场初级救护的急救知识和技能,是《中华人民共和国红十字会法》、《上海市红十字会条例》对上海市红十字会赋予的职责。

　　上海市红十字会在开展群众性卫生救护训练方面经过多年的努力,广泛开展师资培训和对救护员与群众的普及培训,并建立起红十字救护队等群众性救护组织,正在形成卓有成效的群众性初级救护体系。实践证明,获得现场初级救护知识和技能的救护者、志愿者是扎根于群众的救护队伍,是应对灾害和突发事件实施现场救护的有生力量。

　　随着人们对健康、安全的渴望及自我保护意识的增强,市红十字会有责任在广大市民中进一步普及现场初级救护的知识与技能,在需要时能充分发挥市民群众自救互救的作用。为了使培训、训练更加规范和实用,我们组织编写了《现场初级救护手册》。期望从事培训的老师和受训者在培训实践中提出宝贵意见,使其完善和提高,为现场初级救护培训发挥更好的作用。

2008 年 2 月 28 日

前　言

随着社会的发展和进步,人们期望着健康、平安的环境和生活,而各种灾难性、创伤性的事件和威胁着人们生命的危重急症意外伤害随时可能降临在人们的面前。在生命攸关的危急关头,现场急救作为拯救生命的第一要素便成为人们关注的热点问题。在过去的灾难、意外伤害的救护实践中,人们总结了许多经验,编著了诸多的急救书籍,为指导人们开展自救互救发挥了积极作用。当人们重视救护需要的时候,国家和地方政府制订了相关政策和规定,建立了各种层次的救护组织,开展了各种类型的救护培训,大量的师资和救护队伍不断涌现。红十字会作为从事人道主义工作的社会团体,她以保护人的生命和健康为宗旨,为了使更多人掌握救护知识,组织建立群众性救护网络,以保证 2010 年世界博览会在上海顺利召开和提高城市的和谐和健康水平。市红十字会根据上海市政府的工作规划,在总结过去经验的基础上,特组织编写《现场初级救护手册》,以作为市民学习救护知识和技能之用,同时也供广大读者阅读参考。

本手册编写过程中,参阅了近年来国内外的相关专业资料,吸纳了卫生救护新知识和新技术。结合当今世界常见的灾难及意外事故,把侧重点放在现场急救上,立足于现场,以初级生命支持为基础,突出"救"字,即主要通过简便易行、有效的急救技术挽救伤病者生命,着眼于"护"字,即现场受伤害的伤病者最需要得到专人照料,维持其生理和心理上的需要,进行防止伤、病情恶化或继续遭受毒害等护理工作。因此,"救"与"护"是一个整体的两个不同侧面。

本手册收集了现代救护的理念,心肺复苏知识与技术,创伤现场救护技术,意外伤害、常见急症、急性中毒救护,灾害逃生与救护,艾滋病防治,心理救助及红十字救护队知识等,内容丰富,比较全面。

　　本手册的编写工作,由红十字会干部、有关专家和富有医护教学实践经验的教师相结合,传授知识与技术,文体以手册为形式,图文并茂,文字浅显,通俗易懂,可操作性强,易学易会,是市民必备的家用医书。

　　我们编此手册出于良好的愿望,但水平有限,且囿于篇幅之限,书中会有不足之处,敬请同道和读者提出批评意见。

2008 年 2 月 12 日

目　　录

第一章

现场救护总则

　　社会的发展带来了社会的进步，人们的生活方式及生活节奏发生了重大的变革。人类的交往日趋频繁，人们的活动空间在不断扩大，各种灾难和意外伤害威胁着人们的生命和健康，因而人们对保护身体健康和掌握急救技术的意识正在觉醒。世界卫生组织在1993年4月7日世界卫生日发布的"预防意外伤害和暴力"文告中指出："长期以来，人们对在家中、路上或工作场所可能遇到的危险认识不足，未能形成公众舆论。"因此，对现场救护要有一个新的认识和定位，不仅要引起人们的重视达成共识，而且应该培养救护队伍和公众参与具有现场救护知识和技能的活动，让更多的人参与救护工作，以达到挽救生命、减少伤残、增进健康的目的。

　　本章着重介绍现场救护的特点、原则、救护步骤、救护者职责、紧急呼救等知识。

第一节　概　述

　　现场救护是指在事发现场，救护者对伤病者实施及时、有效的初级救护和心理救助的活动。它是院前急救的组成部分，是急救的基础。其主要任务是，把有效的初级急救措施，以最快的速度送到伤病者身边，维护他们的生命。一是重视现场救护，尽可能给伤病者在第一时间内实施救护；二是启动现代化的救援医疗服务系统（EMS），使伤病者在途中得到专业人员的救治,并以最快的速度送至医疗机构。

一、现场救护的特点

现场初级救护已成为现代救护的第一环节,是挽救伤病者生命的起点。

(一) 第一目击者是现场救护的重要成员

所谓第一目击者是指事发现场最能为伤病者提供救护的人。包括亲属、同事、EMS救援人、红十字急救员、警察、消防员、保安人员、公共场所服务人员等。对他们进行救护培训使其获得救护知识和技能,使之成为热心于社会公益性事业、无偿服务社会的志愿者队伍,他们的作用在现代救护中是不可忽视的力量。

(二) 时间就是生命

现场初级救护常常是与死神争夺生命。危涉人的生命的意外事故或病变往往发生在短短几分或十几分钟之内,现场救护必须在最短的时间内实施。把伤病者从死亡中抢救过来,挽救伤病者生命,减少伤残和死亡。

(三) "生命链"是现场救护的有效手段

"生命链"(Chain of Survival)有四个互相联系的环节序列(见图1-1)。在对伤病者的抢救中应争分夺秒,越早实施,效果越好,所以这四个环节称为四个早期,也称四个"E"。"E"是英文 Early(早期)的字头,即早期呼救、早期心肺复苏、早期心脏除颤、早期高级生命支持。生命链中的每一个环节进行得越及时、充分,效果就越好。

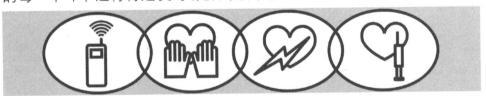

　　早期呼救　　　　早期心肺复苏　　　　早期心脏除颤　　　早期高级生命支持

图1-1 "生命链"

1. 早期呼救

"生命链"的第一个"E",即早期呼救,是生命链的第一环节,也称早期医学救援。当发现伤病者后,对其最初症状进行识别,意识到有危急情况时,救护者应立即拨打"120"、"110",或给就近的医疗机构拨打电话,争取尽早得到医学救援。救援医疗服务系统(EMS)应根据求救需求,迅速提供救援服务。

2. 早期心肺复苏

"生命链"的第二个"E",即早期心肺复苏,是伤病者心跳骤停后立即进行心肺复苏。实施越早,效果越好。几乎所有的临床研究都表明,"第一目击者"若具有心肺复苏的技能并能立即实施,对伤病者的生存起着极其重要的作用,也是在专业急救人员到达现场进行心脏除颤、高级生命支持前,伤病者所能获得的最好的救护措施。

3. 早期心脏除颤

"生命链"的第三个"E",即早期心脏除颤,是最容易促进生存的环节。在不少发达国家的院外急救人员中,为了具备"心脏早期除颤"的功能,都装备了"自动体外除颤器"(Automated External Defibrillator,AED)。

4. 早期高级生命支持

"生命链"的第四个"E",即早期高级生命支持。对于任何一个心脏骤停的伤病者,抢救的基本内容都是心肺复苏。在现场经过最初的"第一目击者"的"基础生命支持"(Basic Life Support,BLS),如果专业救护人员赶到,越早实施"高级生命支持"(Advanced Life Support,ALS),对伤病者的存活就越有利。

为使四个环节得以落实,应完善城镇、社区的急救网络,提供充足的救护车与其他急救装备,实施对公众救护知识技能的培训普及。只有做到急救社会化、结构网络化、抢救现场化、知识普及化、才能使"生命链"的重要作用得以发挥。

二、现场救护的目的

(一)挽救生命

无论在什么场合、多么艰难的环境,采用何种救护方法,挽救伤病者的生命是救护的最根本目的,尤其是在现场救护中应先救命后治伤,为伤病者的后续治疗创造条件,打下基础。

（二）防止病情恶化及继发损伤

在救护中,不仅要及时抢救伤员,同时通过止血、包扎、骨折固定等急救措施,预防病情的继续发展,对减轻病情、促进恢复是十分有意义的。

（三）减轻伤残

及时有效地采取救护措施,不仅能挽救伤病者的生命,防止病情的恶化,促进伤病的恢复,而且能减轻伤病者的残疾。

（四）增进心理救助

通过对伤病者的护理工作和心理服务,增进心理救助,促进其康复。

三、现场救护的原则

无论是在家中、会场或马路等户外,还是在情况复杂、危险的事故现场,发现伤病者,救护者必须遵循以下原则:

(1) 保持镇定,评估现场,确保自身与伤病者的安全。

(2) 迅速判断伤病者病情,尽快呼救"120"、"110"。

(3) 分清轻重缓急,先救命,后治伤,果断实施救护措施。

(4) 救命治伤与心理救助结合,尽量减轻伤病者的痛苦。

(5) 充分利用可支配的人力、物力协助救护。

四、现场救护的步骤

现场救护是在各种环境和条件的复杂现场中进行的,救护者为了保障救护秩序和救护质量可按下列救护步骤进行。

（一）现场评估,判断伤病情

在紧急的情况下,通过实地感受、眼睛观察、耳朵听声、鼻子闻味等来对现场巡视,在数秒钟以内完成评估,寻求医疗帮助(见图1-2)。

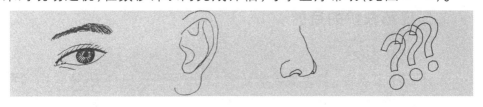

图1-2　现场评估——看、听、闻、思考

1. 现场评估

观察现场对救护者、伤病者及旁观者有无造成伤害的可能和进入现场的安全性。具体内容有：

1）现场判断　及时了解情况，包括现场安全、引起的原因、受伤人数等，以及自身、伤病者及旁观者是否身处险境，伤病者是否仍有生命危险存在。然后，判断现场可以应用的资源及需要何种支援、可能采取的救护行动等。

2）保障安全　在进行现场救护时，可能会有意外因素使参与救护者产生危险，所以，应首先确保自身安全。如对触电者现场救护，必须切断电源，然后才能采取救护。在救护中，不要试图兼顾太多工作，以免使伤病者及自身陷入险境。要清楚明了自己能力的极限。在不能消除存在危险的情况下，应尽量确保伤病者与自身的距离，安全救护。

3）个人防护　第一目击者在现场救护中，采用个人防护用品，防止伤害因素侵害自身。在可能的情况下，用呼吸面罩、呼吸膜等实施人工呼吸，还应戴上医用手套、眼罩、口罩等个人防护品。个人防护设备必须放在容易获取的地方，以便现场的急用；另外，个人防护设备的运用，必须参加相关知识的培训或按使用说明正确地使用。

2. 判断伤病情

对现场发生的伤病者损害原因和危重程度进行判断，并对受害的人数作出统计。判断的主要依据为查看伤病者意识、气道、呼吸、循环体征和伤口等。

1）意识　判断伤病者神志是否清醒。在呼唤、轻拍、摇动时伤病者会睁眼或有肢体运动等其他反应，表明伤病者有意识。如伤病者对上述刺激无反应，则表明意识丧失，已陷入危重状态。伤病者突然倒地，然后呼之不应，情况多较严重（见图1-3）。

2）气道　保持气道畅通对于呼吸是必要的条件。如伤病者有反应但不能说

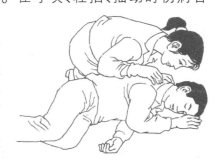

图1-3　判断意识

话、不能咳嗽,可能存在气道梗阻,必须立即检查和清除(见图1-4)。

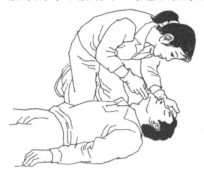

图1-4 打开气道

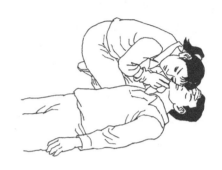

图1-5 判断呼吸

3)呼吸 呼吸是生命存在的象征。正常成人呼吸16～20次/分钟;儿童20～30次/分钟;婴儿36～40次/分钟;危重病人呼吸变快、变浅乃至不规则,呈叹息样。在畅通气道后,对无反应的伤病者进行呼吸的检查(见图1-5),如伤病者呼吸停止,保持气道通畅,立即施行人工呼吸。

4)循环体征 在检查伤病者意识、气道、呼吸之后,应对伤病者的循环进行检查。可以通过检查循环的体征,如呼吸、咳嗽、运动、皮肤颜色、脉博情况等来进行判断。

正常成人心跳60～80次/分钟;儿童110～120次/分钟;婴儿120～140次/分钟。呼吸停止,心跳随之停止;或者心跳停止,呼吸也随之停止;心跳呼吸几乎同时停止也是常见的。心跳反映在手腕处的桡动脉、颈部的颈动脉,较易触到。

5)瞳孔反应 眼睛的瞳孔又称"瞳仁",位于黑眼球中央。正常时双眼的瞳孔是等大圆形的,遇到强光能迅速缩小,很快又回到原状。用手电筒突然照射一下瞳孔即可观察到瞳孔的反应。当伤病者脑部受伤、脑出血、严重药物中毒时,瞳孔可能缩小为针尖大小,也可能扩大到黑眼球边缘,对光线不发生反应或反应迟钝。有时因为出现脑水肿或脑疝,使双眼瞳孔一大一小。瞳孔的变化揭示了脑病变的严重性。

6)全面检查 对伤病者的头部、颈部、胸部、腹部、骨盆、脊柱、四肢进行检查,看有无开放性损伤、骨折畸形、触痛、肿胀等体征,有助于对伤病者的病情判断。还要注意伤病者的总体情况,如表情淡漠不语、冷汗口渴、呼吸急促、肢体不能活动等变化为病情危重的表现;对外伤伤病者还应观察神志不清程度,呼吸次数和强弱,脉博次数和强弱;注意检查有无活动性出血,如有必须立即采取止血等。

(二)及时呼救

当判断伤病者意识丧失,应该求助他人帮助,在原地高声呼救:"快来人! 救命啊!"并拨打急救电话。如还有他人,可互相轮换进行对伤病者的救护。

(三)先救生命

无论是疾病引起的,还是创伤及意外伤害引起的心搏、呼吸骤停,只要判断准确,立即进行心肺复苏,越快越好。如果有给氧条件,立即给伤病者吸氧。

(四)再治伤病

在挽救生命的同时,判断伤病者有无出血、出现伤口、骨折等情况,若有,分别进行止血、包扎伤口、固定骨折,尤其是对脊柱、颈椎骨折的伤病者进行有效的固定;如果是中毒伤病者,脱离染毒现场,进行防护、排毒、解毒和对症处理。

(五)脱离现场,安全转运

在事发现场,伤病者经过现场救护后,可利用运输工具,根据伤病情况许可,迅速组织伤病者的转运,安排好其体位,必要时派人监护,确保伤病者尽早脱离现场,安全送至医疗机构。

第二节　救护者的职责与防护

一、救护者的职责

(1) 迅速观察现场安全情况,确保伤病者、急救人员及周围人员的安全,不可贸然进入危险环境中。

（2）迅速辨认出伤病者的伤病程度。

（3）尽快寻求帮助，呼叫医务人员到场救治并运送伤病者到医院。

（4）利用曾学习过的急救知识和技术认真处理伤病者，尽快对伤病者做出初步处理，在医务人员到场后帮助施救。

（5）遇到群体伤情况，首先到达现场的救护者应全面关注并指挥对所有伤病者的处理，切勿只顾救助某一伤病者而忽视对其他伤病者的早期救助。

二、救护者的道德守则

（1）救护者的行为应当符合正确的急救操作方法。

（2）救护者应发扬人道主义精神，不求回报地帮助伤病者。应努力做到：

无私——救护者不应存有私心，应平等地对待每一位伤病者。

无贪心——救护者不应擅自拿取伤病者的财物。

不求回报——抢救伤病者是自愿行为，救护者不应期望伤病者任何方式的回报。

（3）救护者应具有高度负责的精神，处处为伤病者着想。

三、救护者的自我防护

救护者因抢救工作的需要，常常处在意外伤害、突发事件复杂环境的现场，面临中毒、触电、烧伤和传染的可能。救护者的自我防护，一方面预防对自己的伤害和侵袭，保护自己以救助他人；另一方面通过个人的防护能减少对伤病者的污染，保护伤病者的生命，使其免遭二次伤害。因此，救护者的自我防护在救护工作中十分重要，要自觉做好以下几个方面：

（1）戴上口罩。

（2）戴上一次性手套。

（3）避免被伤病者身上或现场的尖锐物品刺伤。

（4）在处理严重出血时，如救助动脉破裂出血的伤病者时，应戴上保护眼罩。

(5) 在进行人工呼吸时,使用人工呼吸面膜、袋面罩、气囊及面罩复苏器。

(6) 在处理伤病者后,使用肥皂水清洁双手并清洗和消毒急救用品。

第三节 紧急呼救知识

紧急呼救是指在医院外各种事故发生现场,救护者在救护前通过有线或无线通话系统向专业急救机构或附近医疗机构发出呼救,这对保障危重伤病者获得及时救助至关重要。世界各国规定了本国统一的呼救电话号码,便于民众记忆和使用,例如美国的"911"、法国的"15"、日本的"119"、我国香港的"999"、我国的"120"等。

一、呼救工具与方式

(一)呼救工具

常用的通信工具有无线电话和有线电话,这种方式既方便、及时,又可靠。

(二)单人或多人呼救方式

事发现场如果只有一名救护者,采用边抢救边呼救的方式;如果现场有多人,可作相应分工,救护者进行救护伤病者,另请他人通知 EMS 机构或附近的医疗机构派专业救护人员及救护车辆到事发现场救护。

二、呼救内容与要求

(一)熟记呼救电话号码

除牢记我国呼救电话"120"、"110"、"999"(香港)外,还应了解当地医疗机构的电话,以便就近就便得到及时救护。

(二)呼救时报告的内容

（1）讲述伤病者所在的详细地址。讲清出事地点，如某某路口，哪个商店楼上等，要求准确、无误。

（2）简要诉述伤病者主要伤病情，如昏迷、抽搐、吐血、高空坠落、服毒等，以便救护人员有所准备，及时投入抢救。

（3）报告呼救者姓名和联系电话号码，以防万一找不到地址，可以与呼救者取得联系。

（4）要讲清已对伤病者经过何种现场处理。

（5）询问对方有何问题，对方答复后，再挂断电话。

（三）呼救后的准备

（1）应派人在伤病者所在地附近显眼的地方等候救护车到来，以便及时引导救护车到达抢救现场。

（2）清除楼梯或走道上影响搬运的杂物，以利伤病者顺利通过。

（3）准备伤病者必须携带的物品。

（4）在呼救 20 分钟后，如果救护车还未到达，可再次联系，伤病者情况许可时，不要另找车辆，以免重复。

第二章

心肺复苏知识与技术

　　心肺复苏(Cardiopulmonary Resuscitation，CPR)既是急救医学专业用语,也是现场救护的重要内容,是自20世纪60年代以来,已经被世界广为研究、推崇和普及的一项急救技术,目前,无论在医院外事发现场还是在医院内,对心跳和呼吸停止的伤病者,心肺复苏技术是最早施行的支持生命的技术,抢救了成千上万伤病者的生命。

第一节　心肺复苏基础知识

　　心肺复苏基础知识包括心肺生理功能、心跳呼吸骤停原因与症状,以及如何实施现场救护等内容。心肺复苏基础知识是救护者学习现场心肺复苏技术的必修课程。

一、血液循环的生理知识

　　循环系统包括血液循环、组织液循环、淋巴循环和脑脊液循环。血液循环在循环系统中起主要的作用,它由心脏、血管、血液组成。

（一）血液循环

1. 心脏

　　心脏是中空的肌性器官,位于胸腔中纵隔内,周围裹以心包,心脏内部分四个腔,即左右心房、左右心室(见图2-1)。心脏似一个"动力泵",保证心脏血液定向流动,心脏左半通过的是血色鲜红的动脉血,心脏右半通过的是血色暗红的静脉血。

心肌生理特征:心肌组织具有兴奋性、自律性、传导性和收缩性四种生理特性。心脏传导性是由特殊的心肌细胞实现,其功能是产生并传导冲动,维持心脏的正常节律,包括窦房结、房室结、房室束及蒲氏纤维。

心脏的正常搏动是由窦房结发出自动节律性冲动,经过传导,分别兴奋心房肌和心室肌,引起心房和心室节律性收缩。

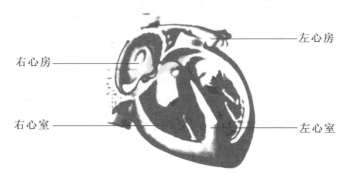

图 2-1　心脏内部结构

2. 血管

心脏是血液流动的动力泵,血管是血液流动的管道。血管是由动脉、静脉、毛细血管组成。动脉血(除肺动脉外)内血氧含量高,呈鲜红色;静脉血(除肺静脉外)含二氧化碳较多,血色暗红。

动脉分有大、中、小三种,管壁由收缩性较强的平滑肌纤维组成,可以协调心脏将血液一浪一浪地输送到毛细血管网。

静脉收集来自全身各处的毛细血管网的血液,将之送回心脏,分为大、中、小静脉。

毛细血管处于动脉、静脉之间,管壁最薄,管径最小,遍布全身,是血液循环的主要组成部分,也是物质和气体交换的场所。

3. 血液

血液由血浆和血细胞(红细胞、白细胞、血小板)组成,占自身体重的7%～8%(约60～80毫升/千克)血液在维持正常的生命活动中起着极其重要的作用,其主要功能有:

1) 运输功能　血液将机体代谢所需要的氧、营养物质运送到组织细胞,将组织细胞的代谢产物运到肺、肾、皮肤和肠管,排出体外。

2）调节功能　血液具有调节体温、机体酸碱度的功能。

3）防御和保护功能　血液中的白细胞具有吞噬细菌和毒素、产生抗体的功能。血小板具有促进凝血和防止出血的作用。

4．血液循环的机理

血液循环是指血液由心脏搏出,经动脉、毛细血管、静脉返回心脏的循环过程。按血液循环的途径不同,可分为体循环和肺循环(见图2-2)。

1）体循环　是指携带氧和营养物质的动脉血液由左心室搏出,经主动脉及其各级分支流向全身毛细血管,通过毛细血管完成组织内气体、物质交换,将代谢产物及二氧化碳汇入小静脉,经上、下腔静脉进入右心房。

2）肺循环　从全身回心脏的静脉

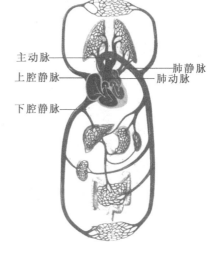

图2-2　血液循环

血,由右心室搏出,经肺动脉到达肺泡毛细血管网,进行气体交换,排除二氧化碳,将含氧高的动脉血由肺静脉汇入左心房。

（二）胸外心脏按压

适用于心搏骤停。胸外心脏按压是指救护者在伤病者胸骨适当位置按压使其下陷,压迫心脏使心脏有规律地舒缩,从而形成血液循环。正确施行胸外心脏按压,可以恢复血液循环达到正常血流量的25％～30％,若施行不正确,就无法形成血液循环。

在心脏骤停的过程中,正确施行胸外心脏按压能产生60～100毫米汞柱[①]的动脉收缩压,而舒张压很低。胸外按压的心输出量可能仅是正常心输出量的1/4～1/3,或者更少。

---

① 注：1mmHg≈0.133kpa

二、呼吸系统的生理知识

(一) 呼吸系统

呼吸系统由呼吸道和肺组成(见图2-3)。空气经过呼吸道到肺,在此进行气体交换,摄取生命不可缺少的氧气,排除体内代谢物二氧化碳。机体与外界环境之间的气体交换的过程称为呼吸。一般来说,人类的呼吸运动都习惯地指气体吸入和呼出的过程。

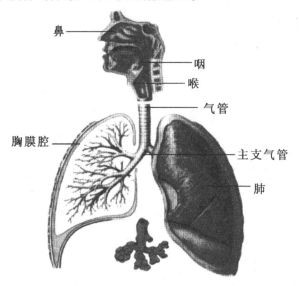

鼻

咽

喉

气管

胸膜腔

主支气管

肺

图2-3 呼吸系统

1. 呼吸道

由鼻、咽、喉、气管、支气管及分支组成,是气体进出的通道。

2. 肺

肺为气体交换的器官,位于胸腔内,纵隔的两侧左右各一,富有弹性,内含空气,其表面覆盖光滑、湿润的内外两层胸膜,若胸膜破裂,空气进入胸膜腔形成气胸,使肺受压萎陷,就会导致呼吸困难。经过支气管反复分枝到末端为肺泡,是气道的终点。肺泡是无数个像葡萄珠一样的空泡,壁是由一层非常薄的、气体极易透过的扁平上皮细胞构成,气体通过肺泡壁和毛细血管壁进行血液和肺泡内的气体交换。

3. 膈肌

膈肌为向上膨隆呈穹窿状扁肌,将胸腔与腹腔分膈,是重要的呼吸肌。膈肌收缩时,穹窿圆顶下降,扩大胸腔,空气进入肺内;松弛时,穹窿圆顶上升,缩小胸腔,肺内气体呼出。

（二）呼吸机理

进入肺脏的氧气,由肺泡入毛细血管;组织细胞呼出的二氧化碳,从毛细血管到达肺泡,肺脏经过"吐故纳新"后,血液携带着新鲜氧气流遍全身,供应细胞的需要,进行极其重要的生命活动。

1. 呼吸运动

肺的扩张缩小是靠肋间肌和膈肌等呼吸肌群的收缩和舒张,使胸廓扩大和缩小而产生的。呼吸运动有节律性,它来自中枢神经系统的调节。

2. 气体交换与运输

通过呼吸运动,空气进入肺泡,与肺循环毛细血管的血液进行气体交换。氧由肺泡向静脉血液扩散,而二氧化碳由静脉血向肺泡扩散,静脉血变成了动脉血,氧由动脉血运到身体各部组织,在组织与血液之间再进行交换。

（三）人工呼吸的知识

人工呼吸是指用人工的方法使不能自主呼吸、呼吸机能不正常或呼吸困难的伤病者,得到被动式的呼吸。在呼吸过程中,肺泡内的压力有升降交替的变化,形成与大气之间的压力差,成为推动气体进出肺的直接动力。目前使用的口对口(鼻)人工呼吸,是一种快速有效地向伤病者提供氧气的办法。在伤病者心跳呼吸停止后,肺处于半萎陷状态,在呼吸道畅通的情况下,吹入肺内的气体能使肺组织扩张,气体中有足够氧气供伤病者需要,此外,少量的二氧化碳有兴奋呼吸中枢的作用。

三、心跳呼吸骤停的临床表现与判断

（一）临床表现

以神经和循环系统的症状最为明显。

(1) 心音消失。

（2）脉搏扪不到，血压测不出。

（3）意识突然丧失或伴有短阵抽搐。

（4）呼吸断续，呈叹息样，后即停止，多发生在心脏停搏后 30～60 秒内。

（5）瞳孔散大。

（6）面色苍白兼有青紫色。

（二）判断

最可靠而出现较早的临床征象是意识突然丧失，伴以大动脉（如颈动脉、股动脉）搏动消失。此两个征象存在，心搏骤停的判断即可成立，并应立即进行现场心肺复苏。在实际工作中不应要求上述临床表现都具备齐全才确立诊断，不能因反复心脏听诊而浪费宝贵时间，也不可等待血压的测定和心电图证明而延误现场心肺复苏的进行。

第二节　现场心肺复苏技术

现场心肺复苏是指伤病者在事发现场心搏骤停时，由第一目击者为其施行基础生命支持（BLS）的救护过程。其主要目的是利用人工呼吸和胸外按压，使氧合血液可以携带到脑部和心脏以维持生命。BLS包括：心跳、呼吸停止的判断和畅通呼吸道，人工呼吸，胸外心脏按压以及转移-终止等环节。

一、成人心肺复苏

（一）判断意识

1）方法

（1）轻轻摇动伤病者肩部，对其高声喊叫："喂，你怎么啦？"如认识，可直接呼喊其姓名（见图2-4）。

（2）若无反应，立即用手指甲掐压人中穴、合谷穴约5秒。

2）注意点　摇动肩部不可用力过重，以防加重骨折等损伤。掐压时间应在 10 秒以内,不可太长。伤病者出现眼球活动、四肢活动或疼痛感后应立即停止掐压穴位。

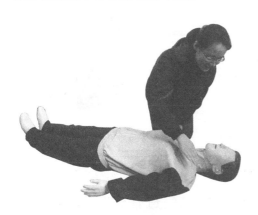

图 2-4　判断意识

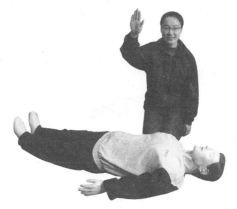

图 2-5　呼救

(二)呼救

1)方法　一旦初步确定伤病者为心搏呼吸骤停,应立即招呼周围的人前来协助抢救(见图 2-5)。

2)注意点　一定要呼叫其他人来帮忙,因为一个人作心肺复苏术不可能坚持较长时间,而且劳累后动作不准确,影响复苏效果。叫来的人除协助心肺复苏术外,还应立即打"120"医疗急救电话,或呼叫更多人前来帮助。

(三)放置适当体位

1. 仰卧位

进行心肺复苏时,正确的抢救体位是仰卧位。伤病者头、颈、躯干平直无扭曲,双手放于躯干两侧。

1)方法　如伤病者摔倒时面部向下,应在呼救同时小心转动伤病者,使伤病者全身各部成一个整体转动,躺在平整而坚实的地面或床板上。这时尤其要注意保护伤病者的颈部,可以一手托住颈部,另一手扶着肩部,使伤病者平衡地转动至仰卧位(见图 2-6)。

2)注意点　救护者跪于伤病者肩颈侧,将伤病者手臂举过头,拉直双腿,注意保护颈部。解开伤病者上衣,暴露胸部。

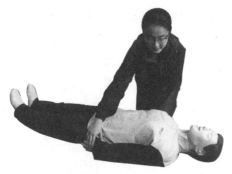

图 2-6　将伤病者放置仰卧体位

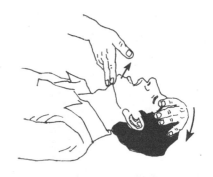

图 2-7　仰头举颏法畅通呼吸道

2. 侧卧位

伤病者有心搏呼吸,但仍处于昏迷状态,其气道有被舌根堵塞和吸入黏液以及呕吐物的危险,故应将伤病者置于侧卧的昏迷体位,则可避免上述危险,并可使黏液等液体容易从口腔中流出。这一体位也有称为恢复体位的。

1) 方法　将靠近救护者一侧的腿弯曲;将靠近救护者一侧的手臂置于其臀部下方;然后轻柔地将伤病者转向救护者;使伤病者头后仰,保持脸面向下,其位于上方的手置于其脸颊下方以维持头部后仰及防止脸朝下,下方的手臂置于背后以防止伤病者向后翻转。

2) 注意点　应尽量将伤病者置于真正侧卧的位置,头部下垂,以利液体自口腔流出,体位应能保持稳定,应避免胸部的压力而妨碍呼吸。

(四)畅通呼吸道

1) 方法　救护者一手置于伤病者前额使头部后仰,另一手的食指与中指置于颌骨近下颏或下颌角处,抬起下颏(颌)(见图 2-7)。

2) 注意点　手指不要压迫伤病者颈前部、颏下软组织,以防压迫气道。不要使颈部过度伸展。疑有颈椎损伤者,心肺复苏时不能使头部后仰,以免进一步加重颈椎损伤。

(五)人工呼吸

1. 判断有无呼吸

在畅通呼吸道之后,可以明确判断呼吸是否存在。

1) 方法　维持开放气道位置,用耳贴近伤病者口鼻,头部侧向伤病者胸部。眼睛观察伤病者胸部有无起伏；面部感觉伤病者呼吸道有无气体排出；耳听伤病者呼吸道有无气流通过的声音（见图2-8）。

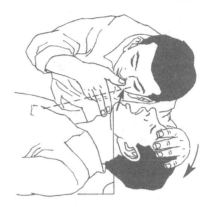

图2-8 判断伤病者有无呼吸

2）注意点

（1）保持气道开放位置。

（2）观察5～10秒左右。

（3）有呼吸者，注意气道是否通畅。

（4）无呼吸者，立即作人工呼吸。

（5）有部分伤病者因呼吸道不通畅而发生窒息，以致心搏停止。往往可在畅通呼吸道后，呼吸恢复，而致心搏也恢复。

2. 口对口人工呼吸

在畅通呼吸道、判断伤病者无呼吸后，即应作口对口人工呼吸。

1）方法

（1）在保持呼吸道畅通和伤病者口部张开的位置下进行。

（2）用按于前额一手的拇指与食指，捏闭伤病者的鼻孔（捏紧鼻下端）。

（3）抢救开始后，首先缓慢吹气两口，以扩张萎陷的肺脏，并检验开放气道的效果。

（4）救护者深吸一口气后，张开口贴紧伤病者的嘴。

（5）用力向伤病者口内吹气（吹气要求快而深，直至伤病者胸部上抬）。

（6）一次吹气完毕后，应即与伤病者口部脱离，轻轻抬起头部，眼视伤病者胸部，吸入新鲜空气，以便作下一次人工呼吸。同时放松捏鼻的手，以便伤病者从鼻孔呼气，此时伤病者胸部向下塌陷，有气流从口鼻排出（见图2-9）。

（7）每次吹入气量约为500～800毫升。

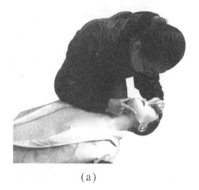
(a)

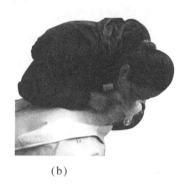
(b)

图 2-9　口对口人工呼吸

2）注意点

（1）口对口呼吸时可先垫上一层薄的织物，或专用面罩。

（2）每次吹气量不要过大，大于 800 毫升可造成胃大量充气。

（3）吹气时暂停按压胸部。

（4）儿童吹气量需视年龄不同而异，以胸廓上抬为准。

（5）每按压胸部 30 次后，吹气两口，即 30∶2。

（6）有脉搏无呼吸者，每 5 秒吹气一口（10～12 次/分钟）。

（7）也可用口对口呼吸专用面罩，或用简易呼吸机代替口对口呼吸。

（8）在做口对口呼吸前，应先查明口腔中有无血液、呕吐物或其他分泌物，若有这些液体，应先清除之。

3. 口对鼻人工呼吸

对于某些伤病者，口对鼻人工呼吸较口对口人工呼吸更为有效。口对鼻人工呼吸主要用于不能经伤病者的口进行通气者，例如伤病者的口不能张开（牙关紧闭），口部严重损伤，或救护者作口对口呼吸时不能做到将伤病者的口部完全紧密地包住。

1）方法

（1）一手按于伤病者前额，使其头部后仰。

（2）另一手提起伤病者的下颌，并使口部闭住。

（3）作一深吸气，救护者用上下唇包住伤病者的鼻部，并对伤病者吹气。

（4）停止吹气,让伤病者被动呼气。因有时伤病者在被动呼气时鼻腔闭塞,有时需间歇地放开伤病者的口部,或用拇指将伤病者的上下唇分开,以便于伤病者被动呼气(见图2-10)。

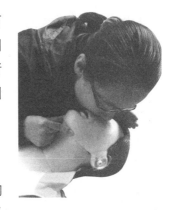

图2-10　口对鼻人工呼吸

2）注意点　同口对口人工呼吸。

(六)胸外心脏按压

胸外心脏按压是指用人工在体外按压的方法促使血液在血管内流动,并使人工呼吸后带有新鲜空气的血液从肺部血管流向心脏,再流经动脉,供给全身主要脏器,以维持重要脏器的功能。非专业人员亦可不判断颈动脉博动直接做胸外接压。

1. 判断伤病者有无脉搏

伤病者心搏停止后,脉搏即消失。颈动脉位置靠近心脏,容易反映心搏的情况。此外,颈部暴露,便于迅速触摸,易于学会及牢记。

1）方法

（1）在开放气道的位置下进行(先进行两次人工呼吸后)。

（2）一手置于伤病者前额,使头部保持后仰,另一手在靠近救护者一侧触摸颈动脉。

（3）可用食指及中指指尖先触及气管正中部位,男性可先触及喉结,然后向旁滑移2～3厘米,在气管旁软组织深处轻轻触摸颈动脉搏动(见图2-11)。

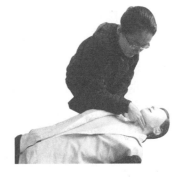

图2-11　触摸颈动脉搏动,
判断伤病者有无脉搏

2）注意点

（1）触摸颈动脉不能用力过大,以免颈动脉受压,妨碍头部血供。

（2）检查时间为5～10秒。

（3）未触及搏动表明心搏已停止,注意避免触摸感觉错误(可能将自己手指的搏动感觉为伤病者脉搏)。

(4) 判断应综合审定。如无意识,无肢体活动,皮肤黏膜紫绀,双侧瞳孔散大,再加上触不到脉搏,即可判定心搏已经停止。

(5) 触摸确定有无颈动脉搏动,费时而且并不可靠,尤其对非医护人员而言,因此,对一个无反应、无呼吸的成年人,不能单靠触摸脉搏来决定是否需要作胸部按压。

2. 实施胸外心脏按压术

1) 方法

(1) 按压胸骨中下1/3交界处。

(2) 伤病者应仰卧在硬板床或地上。如为弹簧床,则应在伤病者背部垫一硬板。硬板长度及宽度应足够大,以保证按压胸骨时伤病者身体不会移动。但不可因找寻垫板而延误开始按压的时间。

(3) 救护者双臂应绷直,双肩在伤病者胸骨上方正中,垂直向下用力按压,按压利用髋关节为支点,以肩、臂部力量向下按压(见图2-12)。

(4) 按压用力方式:

① 按压应平衡、有规律地进行,不能间断。

② 不能冲击式地猛压;下压及向上放松的时间应大致相等,或放松时间宜稍长于按压时间。

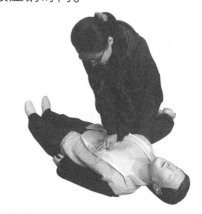

图2-12 救护者双臂绷直
　　　　 向下按压

③ 垂直用力向下,不要左右摆动。

④ 放松时定位的手掌根部不要离开胸骨定位点,但应尽量放松,务使胸骨不受任何压力而使胸廓完全回复。

(5) 按压频率100次/分钟。

(6) 成人患者按压深度为4~5厘米。

(7) 按压时应随时注意有无肋骨或胸骨骨折。

(8) 判断按压是否有效,如有两名抢救者,则一人按压有效时,另一人应能触及患者颈动脉或股动脉脉搏。

2）注意点 胸外心脏按压常见的错误有以下几点：

（1）按压时除掌根部贴在胸骨外，手指也压在胸壁上，这容易引起肋骨或肋骨肋软骨交界处骨折。

（2）按压定位不正确。向下错位易使剑突受压折断而致肝破裂。向两侧错位易致肋骨或肋骨肋软骨交界处骨折，导致气胸、血胸。

（3）救护者按压时肘部弯曲。因而用力不垂直，按压力量减弱，按压深度达不到4～5厘米（见图2-13）。

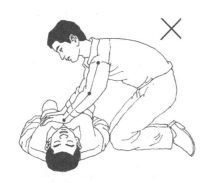 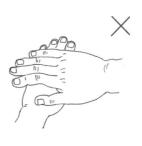

图2-13 错误之一：按压时肘部弯曲 图2-14 错误之二：两手掌交叉放置

（4）冲击式按压、猛压，其效果差，且易导致骨折。

（5）放松时抬手离开胸骨定位点，造成下次按压部位错误，引起骨折。

（6）放松时未能使胸部充分松弛，胸部仍承受压力，使血液难以回到心脏。

（7）按压速度不自主地加快或减慢，影响了按压效果。

（8）两手掌不是重叠放置，而呈交叉放置（见图2-14）。

现场心肺复苏术相当费力，可以由在场的第二救护者或更多的救护人员轮换操作，以保持精力充沛、姿势正确，提高复苏效果。如有两个专业救护人员在场，亦可采用双人心肺复苏法，即一人进行胸外按压，另一人进行人工呼吸。按压与人工呼吸之比仍为30:2。

（七）转移—终止

现场心肺复苏应不间断地进行,每1秒都关系到伤病者的生命,如何掌握转移和终止,请详见本节三"心肺复苏有效指标和终止的标准"。

二、婴儿(1岁以内)和儿童(1～7岁)心肺复苏

1～7岁为儿童,其现场心肺复苏处理基本同成年人。

1岁以内的小儿称为婴儿,婴儿的心搏呼吸骤停极少突然发生,而是呼吸和循环功能进行性恶化的最终结果。婴儿一旦发生心搏骤停,则预后极差,应及早发现婴儿呼吸衰竭或休克的先兆症状并及时急诊抢救,往往可防止发生心搏呼吸骤停。婴儿实施胸外心脏按压应注意以下几点:

(一)判断意识

婴儿对言语如不能反应,可以用手拍击其足跟部,或捏掐其合谷穴,如能哭泣,则为有意识。

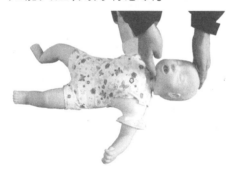 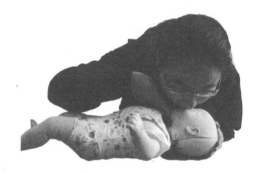

图2-15 以仰头举颏法畅通婴儿呼吸道 图2-16 对婴儿实施口对口鼻人工呼吸

(二)人工呼吸

婴儿韧带、肌肉松驰,故头不可过度后仰,以免气管受压,影响气道通畅,可用一手举颏,以保持气道平直(见图2-15)。因婴儿口鼻开口均较小,位置又很靠近,救护者可用口贴紧婴儿口与鼻的开口处,施行口对口鼻呼吸(见图2-16)。

(三)检查肱动脉

婴儿因颈部肥胖,颈动脉不易触及,可检查肱动脉。肱动脉位于上臂内侧、肘和肩之间。救护者大拇指放在上臂外侧,食指和中指轻轻压

在内侧即可感觉到脉搏(见图2-17)。在施行心肺复苏后1分钟内,应再次检查肱动脉脉搏。

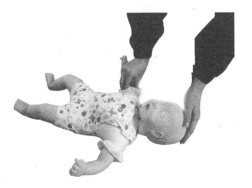

图2-17 触摸肱动脉搏动

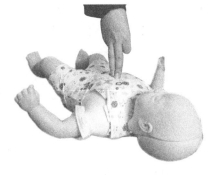

图2-18 对婴儿用2～3个手指作胸外按压

(四)胸外心脏按压

婴儿按压部位是两乳头连线下缘与胸骨正中线交界点下一横指处。

患婴应仰卧在坚硬的平面上。一般根据救护者的手和患婴胸廓大小的不同,用2个手指轻轻下压1～2厘米左右(见图2-18)。应注意避免按压胸骨最下部的剑突。

如抱着婴儿作胸外按压,则用救护者的前臂支撑婴儿的躯干,用手支撑婴儿的头颈,应注意保持头部轻度后仰。救护者的另一手可用作胸部按压,并且救护者可举起婴儿作通气(见图2-19)。

(五)胸外心脏按压频度与人工呼吸比例

婴儿胸外按压频率应大于100次/分钟。

胸外按压和人工呼吸的比例是30∶2,进行五次或2分钟。

成人、儿童、婴儿实施心肺复苏的比较见表2-1。

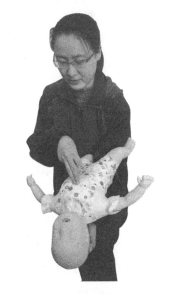

图2-19 抱着婴儿作
胸外按压

表 2-1　成人、儿童、婴儿实施心肺复苏比较表

项目 \ 分类		成人	儿童 (1~7岁)	婴儿 (1岁以内)
判断意识		呼喊、轻拍	呼喊、轻拍	拍击足底、捏掐上臂
开放气道		头部后仰,呈90°角	头部后仰,呈60°角	头部后仰,呈30°角
吹气	方式	口对口、口对鼻		口对口鼻
	量	500~800毫升	胸部膨起	胸部起伏
	频率	12次/分钟	16次/分钟	20次/分钟
检查脉搏		颈动脉		肱动脉、股动脉
胸外挤压	部位	胸骨中下1/3交界处	胸骨下1/2段	胸骨下1/2段
	方式	双手掌根重叠	单手掌根	中指、无名指
	深度	4~5厘米	2~3厘米	1~2厘米
	频率	100次/分钟	100次/分钟	100次/分钟
挤压与吹气比例		30:2	30:2	30:2

三、心肺复苏有效指标和终止的标准

目前,公认影响复苏后果的有五个主要方面,即发生心脏停搏的地点、机制、时间、初始的动脉血气分析和必要的气管内插管。而决定预后的因素是其原来的主要疾病。

是否终止复苏,应以伤病者对复苏有无血管效应为根据。复苏持续时间的长短则不能作为依据。

（一）心肺复苏有效指标

心肺复苏操作是否正确,主要靠平时严格训练,掌握正确的方法。而在急救中判断复苏是否有效,可以根据以下四方面综合考虑:

1. 瞳孔

复苏有效时,可见瞳孔由大变小;如瞳孔由小变大、固定、角膜浑浊,则说明复苏无效。

2. 面色(口唇)

复苏有效时,可见面色由紫绀转为红润;如伤病者面色变为灰白,则

说明复苏无效。

3. 颈动脉搏动

复苏有效时,每一次按压可以摸到一次搏动,如若停止按压,搏动亦消失,应继续进行胸外心脏按压。如若停止按压后,脉搏仍然跳动,则说明伤病者心跳已恢复。有条件时,按压时可测到血压在 60/40 毫米汞柱左右。

4. 神志

复苏有效时,可见伤病者有眼球活动,睫毛反射与对光反射出现,甚至手脚开始抽动,肌张力增加。

自主呼吸出现,并不意味可以停止人工呼吸,如果自主呼吸微弱,应仍然坚持口对口呼吸或其他呼吸支持。

（二）心肺复苏终止的标准

心肺复苏应坚持连续进行,在现场抢救中不能专断地作出停止复苏的决定。

现场救护者停止心肺复苏的条件为:

(1) 自主呼吸及心跳已有良好恢复。

(2) 有其他人接替抢救,或有医师到场承担了复苏工作。

(3) 有医师到场,确定伤病者已死亡。

救护者将伤病者用救护车运送去医院途中,也必须坚持连续不断做心肺复苏,并保证质量。

第三节 自动体外除颤

早期心脏除颤是救护伤病者"生命链"中的重要环节,对心搏骤停者的存活极为重要,因为心搏骤停时最多见的起始心律是心室颤动。早期心肺复苏虽然重要,但对早期致死性心室纤维颤动(简称心室颤动或室颤)并无直接除颤的作用。

除颤技术经过数十年的研究有了很大的发展,除颤方式由原来的体内除颤发展到体外除颤,由院内除颤发展到院外(现场)除颤,由医生、护士除颤发展到现场非专业人员(第一目击者)除颤;除颤器的研制也发展到现在的自动体外除颤器。实践表明,现场自动体外除颤器的应用,极大提高了心搏骤停复苏存活率,目前已成为基础生命支持(BLS)技术的一部分,本节目的是让救护者了解除颤知识,学会操作要领,能为事发现场的伤病者服务。

一、心脏电击除颤的理论

(一)原理

体外心脏电击除颤(简称除颤)是使用除颤器在极短的时间内以强电流经过心脏,以终止心脏所有不规则、不协调的电活动,让正常的电流重新支配心脏,恢复接近正常的心律。

(二)尽早除颤的理由

(1)成人心搏骤停最常见的早期心律为心室颤动(大约75%左右),此时心肌活动紊乱,失去协调,心脏不能泵出血液。心肺复苏通常不能把心室颤动转变为正常的心律,只能延长向脑部和心脏的供血。

(2)心搏骤停时心律为心室颤动及室性心动过速者的,采用体外心脏电击除颤术,救治成功率最高。

(3)电击除颤的成功率随着开始除颤时间的延长而下降,每延迟电击除颤1分钟,成功率降低7%～10%。心室颤动在数分钟内会转变为心室静止,10～12分钟后开始除颤,救治成功率接近于0(见图2-20)。

由此可见,心搏骤停伤病者能否生存,关键在于能否尽早进行心肺复苏及除颤。救护者在学习心肺复苏的同时,也应当学习使用自动体外心脏除颤器。

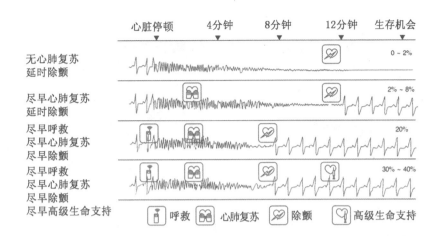

图 2-20　复苏成功率与救助时间的关系

二、自动体外除颤器的功能

(一)性能

自动体外心脏除颤器(Automated External Defibrillator,AED)(简称体外除颤器),是一部能发放适当电量,使"心律不齐"正常化的医疗仪器。其种类分为全自动体外心脏除颤器(Medtronic CR Plus)和半自动体外心脏除颤器(Laerdal FR2)(见图 2-21),具有诸多优点。仪器轻巧,如 Medtronic Pnysio-Control 公司出品的 LIFEPAK 500 型,自重仅 3.2 千克,救护者只需接受很简单的训练便能操作,使及早除颤得以实现。除颤器采用有黏性的电极片,通过电线连接伤病者,这种电极片具有两项功能:可以监测心律和作电击除颤用。在除颤器内附有微型计算机处理装置,可监测及分析伤病者的心律,若分析结果为"建议除颤",除颤器会自动充电,并提示使用者按下电击按钮释放电流到伤病者身上。

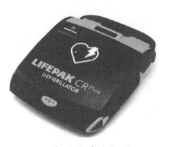 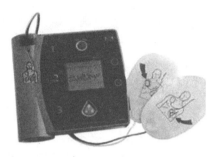

(a)自动体外除颤器　　　　　　　　(b)半自动体外除颤器

图 2-21　体外除颤器

（二）自动体外除颤器的使用流程（见图 2-22）

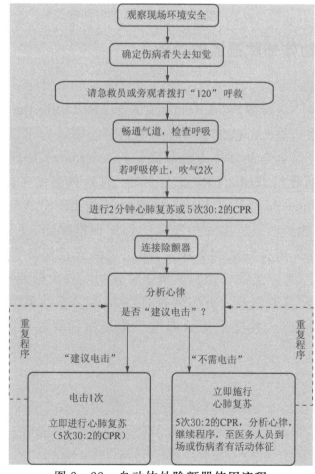

图 2-22　自动体外除颤器使用流程

三、自动体外除颤器的操作程序

（1）确定伤病者失去知觉。

（2）立即拨打"120"，可要求他人协助。

（3）畅通伤病者气道，检查呼吸。若呼吸停止，施行2分钟或5次30:2的心肺复苏。

（4）使用除颤器前，应先解开伤病者胸前衣服，除去伤病者身上的硝酸甘油贴膜及可导电金属饰物（例如项链），确保胸部清洁干爽。

（5）取得除颤器，把除颤器前放在伤病者身旁，取出电极片，将保护膜去除。对于成人伤病者，根据电极片上的提示将前电极片紧贴在伤病者右上胸锁骨下胸骨右缘，侧电极则安放在躯干的左下胸乳头左侧，电极中心在腋中线上的皮肤上；儿童伤病者（1～7岁）使用儿童专用的电极片。按下开关，启动除颤器。

（6）将电线插头连接除颤器，电极片的粘贴位置在胸前和背后（见图2-23）。

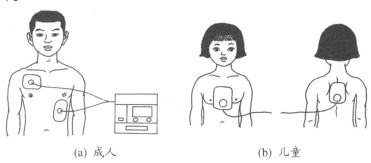

(a) 成人　　　　　　　　(b) 儿童

图2-23　电极片的位置

（7）停止心肺复苏，提醒在场其他人士"请勿接触伤病者"，等待除颤器分析心律。

（8）若除颤器显示"建议电击"，应再次大声提醒旁人"请勿接触伤病者"，同时确认没有人与伤病者直接或间接接触。

（9）按下"电击"键。除颤后立即继续施行心肺复苏。

（10）若除颤器显示"不需电击"，立即施行心肺复苏，2分钟后，重复分析心律步骤。

(11) 继续按照以上第(8)至第(10)步程序进行抢救。

四、自动体外除颤器使用注意事项

(1) 自动体外除颤器只能用于院外现场心搏骤停的伤病者。

(2) 自动体外除颤器进行心律分析时,必须停止心脏按压和人工呼吸,停止接触或移动伤病者,以免影响分析结果。

(3) 救护者目击成人伤病者晕倒时,应立即使用自动体外除颤器分析心律,并按语音提示进行电击。每次电击后,立即施行 2 分钟心肺复苏。非目击伤病者晕倒或伤病者晕倒超过 5 分钟,救护者应先施行 2 分钟心肺复苏,然后连接自动体外除颤器进行电击。

(4) 成人伤病者不可使用儿童用的电极片。儿童伤病者(1～7 岁)使用儿童专用的电极片,可将电击除颤能量降低。若没有适用于儿童的电极片,可使用成人的电极片。电极片的粘贴位置在胸前和背后。

(5) 对 1 岁以下的婴儿伤病者不建议使用自动体外除颤器。

(6) 因永久性心脏起搏器(Pacemaker)多埋藏于左锁骨下方的皮肤下面,电击可以使起搏器发生故障,在进行电击除颤时,电极片应距离起搏器至少 3 厘米以上。此外,起搏器发电盒可以吸去大量电流,从而减低除颤成功率。除颤时的强力电流可沿着起搏器的导线到达心脏,导致心肌受损。

(7) 正确使用电极片。确保伤病者胸部皮肤清洁干爽,若有需要,过长的胸毛应该剃去,使电极片紧贴。电极片用后应丢弃,不可重复使用。

(8) 体温严重过低(30℃以下)的伤病者,可能对电击除颤没有反应,但仍应当尝试一次电击,如不成功,则终止电击,继续施行心肺复苏,并尽快送往医院。

(9) 除颤器是发放高电量的医疗仪器,不正确的使用或保养,可能使伤病者、救护者和旁观者受到伤害,甚至危及生命,仪器本身也可能会损坏。在使用时应参考除颤器制造方的使用说明,熟识仪器性能,规范操作,定期保养。

第三章

创伤现场救护

创伤是指在各种致伤因素作用下造成的人体组织损伤和功能障碍。由于致伤因素诸多,造成的伤害种类繁杂,损伤的程度不一,轻者造成体表损伤,引起疼痛或出血,重者导致功能障碍、残疾,甚至死亡。现代创伤出现了多发伤、复合伤和群体受伤害的新特点,对现场救护增加了新的难度。本章着重对创伤后的止血技术、包扎技术、骨折固定技术、伤病者搬运技术及身体特殊部位创伤救护技术作概略的叙述,目的是让救护者了解知识,掌握操作要领,达到能实施现场救护的技能。

第一节 创伤止血技术

人体受到外伤后,往往先见出血。通常以成人的血液总量占其体重的 8% 来计,如一个体重为 50 千克的人,血液总量约为 4 000 毫升。当失血量达血液总量的 20% 以上时,便会出现头晕头昏、脉搏增快、血压下降、出冷汗、皮肤苍白、尿量减少等症状。当失血量超过血液总量的 40% 时,就会有生命危险。因此,止血是救护中极为重要的一项措施,实施迅速、准确、有效的止血,对抢救伤病者生命具有重要意义。

一、出血种类及判断

(一)皮下出血

由于跌倒、撞伤、挫伤等,而造成皮下软组织内出血,形成血肿、瘀斑,可短期自愈。

(二)内出血

主要从两方面来判断:一是从是否吐血、咯血、便血、尿血来判断胃肠、肺、肾、膀胱等有无出血;二是根据出现的症状,如是否面色苍白、出冷汗、四肢发冷、脉搏快而弱,以及胸、腹部有否肿、胀、疼痛等来判断肝、脾、胃等重要脏器有无出血(见表3-1)。若有内出血导致以上症状则立即呼"120"送医疗机构诊治。

表3-1　内出血的原因与症状

体征症状	部位	可能原因
咳出有泡的鲜血	肺	肋骨骨折或肺部创伤疾病
呕血	食道、胃	食道静脉曲张或食道撕裂
呕出咖啡渣样的胃内容物	胃	胃溃疡
黑色柏油状大便	胃、肠上段	十二指肠溃疡
大便有血	肠下段	痔疮或直肠损伤
小便带血丝	泌尿道	骨盆骨折或肾、膀胱出血
阴道大量出血	子宫	流产或产后出血

(三)外出血

外伤所致血管破裂使血液从伤口流出体外。它可分为动脉出血、静脉出血和毛细管出血。区别和判断何种血管出血的方法是:

(1)动脉出血:血液鲜红色,出血呈喷射状,速度快、量多。

(2)静脉出血:血液暗红色,出血呈涌出状或徐徐外流,速度稍缓慢、量中等。

(3)毛细血管出血:血液从鲜红变为暗红色,出血从伤口向外渗出,量少。

判断伤病者出血种类和出血多少,在白天和明视条件下比较容易,而夜间或视度不良的情况下就比较困难。因此,必须掌握视度不良情况下判断伤病者出血的方法。凡脉搏快而弱、呼吸急促、意识不清、皮肤凉湿、衣服浸湿范围大,提示伤病者伤势严重或有较大出血。

二、止血材料

常用的止血材料分为制式材料和就便材料两种。制式材料有无菌敷料(纱布垫)、创口贴、三角巾、绷带卷、卡式制血带、橡皮止血带等(见图3-1);就便材料有毛巾、手绢、布料、衣物等。禁止使用电线、铁丝、绳子等代替止血带。

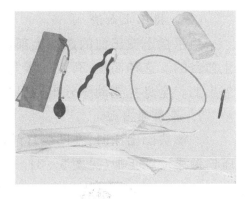

图3-1 止血材料

三、止血方法

止血的方法包括:指压止血法、勒紧带止血法、绞紧带止血法、屈肢加垫止血法、卡式止血带止血法、橡皮止血带止血法等。

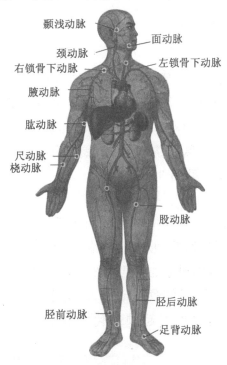

颞浅动脉
面动脉
颈动脉
右锁骨下动脉
左锁骨下动脉
腋动脉
肱动脉
尺动脉
桡动脉
股动脉
胫后动脉
胫前动脉
足背动脉

图3-2 全身主要动脉分布图

（一）指压止血法

用手指压迫出血的血管上部（近心端），用力压向骨方，以达到临时止血目的。这种简便、有效的紧急止血法，适用于头、面、颈部和四肢的外出血。全身主要动脉分布见图3-2。

1. 头顶部出血

一侧头部出血时，在同侧耳前，对准耳屏上前方1.5厘米处，用拇指压迫颞浅动脉止血（见图3-3）。

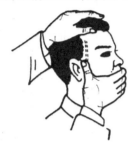

图3-3　头顶部出血压迫部位

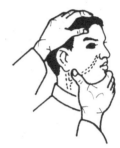

图3-4　颜面部出血压迫部位

2. 颜面部出血

一侧颜面部出血时，用拇指和食指压迫双侧下颌骨与咬肌前缘交界处的面动脉止血（见图3-4），因面动脉侧支循环丰富。

3. 鼻出血

用拇指和食指压迫鼻唇沟与鼻翼相交的端点处，伤病者头仰起（见图3-5）。

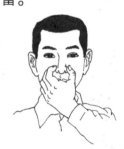

4. 头面部出血

一侧头面部出血时，用拇指或拼拢四个手指按压同侧气管外侧与胸锁乳突肌前缘中段之间，将颈总动脉压向颈椎止血（见图3-6）。图3-5　鼻出血压迫部位应该注意：不能同时压迫两侧颈总动脉，以免引起大脑缺血；颈总动脉压迫止血时间不宜太久，以免引起颈部化学和压力感受器反应而危及生命。

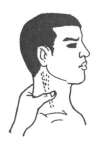

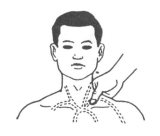

图 3-6　头面部出血压迫部位　　图 3-7　腋部和上臂出血压迫部位

5. 腋部和上臂出血

用拇指压迫同侧锁骨上窝中部的搏动点(锁骨下动脉)至深处的第一肋骨止血(见图 3-7)。

6. 前臂出血

抬高患肢,用四指压迫上臂内侧肱动脉末端止血(见图 3-8)。

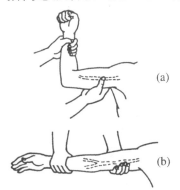

(a)

(b)

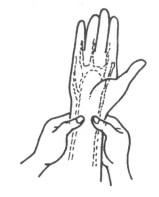

图 3-8　前臂出血压迫部位　　图 3-9　手掌出血压迫部位

7. 手掌出血

自救时,抬高患肢,用健手拇指、食指分别压迫手腕部内外侧尺动脉和桡动脉止血;互救时,救护者可用两手拇指分别压迫手腕部的尺动脉和桡动脉止血(见图 3-9)。

8. 手指出血

将伤肢抬高、用食指、拇指分别压迫手指掌侧的两侧指动脉止血(见图 3-10)。

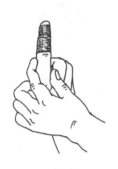　　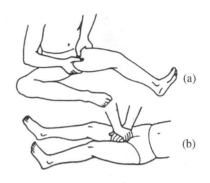

图 3-10　手指出血压迫部位　　　3-11　大腿部出血压迫部位

9. 大腿部出血

大腿部动脉出血,自救时,可用双手拇指重叠用力压迫大腿上端腹股沟中点稍下方股动脉止血;互救时,救护者可用手掌根部压迫,另一手重叠在其手背上合力压迫股动脉止血(见图 3-11)。

10. 足部出血

用两手拇指分别压迫足背中部近足腕处(胫前动脉)和足跟内侧与内踝之间(胫后动脉)止血(见图 3-12)。

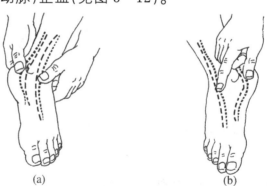

图 3-12　足部出血压迫部位

(二)勒紧带止血法

在伤口上部用三角巾折成带状或就便器材作勒紧带止血。方法是将折成带状的三角巾绕肢一圈做垫,第二圈压在前圈上勒紧打结。如有可能,在出血伤口近心端的动脉上放一个敷料卷或纸卷做垫,再行上述方法勒紧,止血效果更可靠(见图 3-13 和图 3-14)。

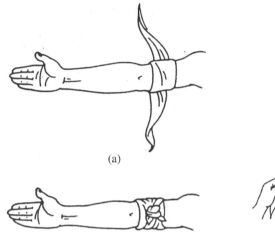

(a)

(b)

图 3 - 13 勒紧带止血法

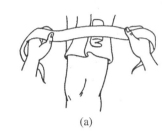

(a)

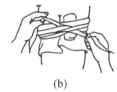

(b) (c)

图 3 - 14 勒紧带加垫止血法

（三）绞紧带止血法

把三角巾折成带状，在出血肢体伤口上方绕肢一圈，两端向前拉紧，打一个活结，取绞棒插在带状的外圈内，提起绞棒绞紧，将绞紧后的棒的另一端插入活结小圈内固定（见图 3 - 15）。

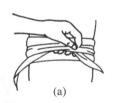

(a)

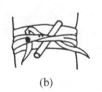

(b)

(c)

图 3 - 15 绞紧带止血法

（四）屈肢加垫止血法

当前臂或小腿出血时,可在肘窝、腘窝内放纱布垫、棉花团、毛巾、衣服等物品,屈曲关节,用三角巾作"8"字形固定(见图3-16)。但有骨折或关节脱位者不能使用。

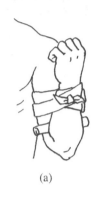
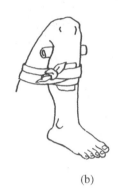

(a) (b)

图3-16 屈肢加垫止血法

（五）卡式止血带止血法

将伤肢抬高,在上臂的上1/3段或大腿根部垫好衬垫(三角巾、毛巾、衣物等),将止血带缠在肢体衬垫上,一端穿进口环后用力拉紧至伤口不出血为度,作上标记并注明扎止血带时间(见图3-17)。

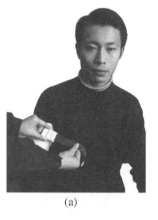
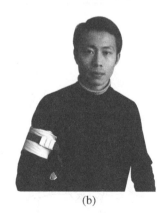

(a) (b)

图3-17 卡式止血带止血法

（六）橡皮止血带止血法

常用的止血带是一条3米长的橡皮管。止血方法:一手掌心向上,手背贴紧肢体,止血带一端用虎口夹住,留出 10 厘米,另一手拉紧止血带绕肢体两圈后,止血带由贴于肢体一手的食、中两指夹住末端,顺着肢体用力拉下,将余头穿入压住,以防滑脱,作上标记并注明扎止血带时间(见图 3 - 18)。

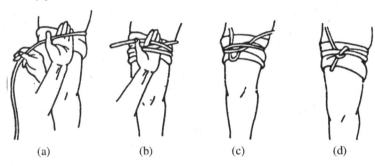

　　(a)　　　　　　　(b)　　　　　　　(c)　　　　　　　(d)

图 3 - 18　橡皮止血带止血法

使用止血带的注意事项:

(1) 掌握使用适应征。止血带止血法只适用于四肢血管出血,能用其他方法临时止血的,不轻易使用止血带。止血带应绑在上臂的上 1/3、前臂的最上部和大腿的上 1/3 处。上臂的中 1/3 部位禁止扎止血带,以免压迫桡神经引起上肢麻痹。止血带应尽量绑在伤口的近心端部位,以减少肢体损伤的范围。

(2) 止血带与皮肤间应加衬垫。止血带与皮肤之间应加敷料衬垫或绑在衣服外面,而不宜将止血带直接绑在皮肤上,以免损伤皮肤。

(3) 止血效果要确切。上止血带动作要快、准。止血带不宜绑得过紧或过松,以动脉血不能通过为原则,伤肢远端的动脉(桡动脉或足背动脉)搏动应消失,以达到止血效果。

(4) 上完带子作好标记。凡是上止血带的伤病者必须作明显标记,注明上止血带的日期、时间和部位。标记可用红色布条或其他显示器材,并挂在醒目的部位,便于观察。

(5) 放松带子要定时。止血带每隔 1 小时(冬季半小时)松开一次,每次松开 1～2 分钟。松开时要慢慢解开,以观察出血情况,如有出血,可暂用指压止血法压迫血管止血,待松开时间到,再上止血带,并重新注明日期、时间。

第二节 创伤包扎技术

人们在从事各种活动中,身体某些部位受到外力作用,使体表组织结构遭到破裂,破坏了皮肤的完整性,就形成了开放性伤口。常见的有割伤、瘀伤、刺伤、枪伤、挫裂伤、炸伤、烧伤等伤口,伤口如不及时进行包扎,易被细菌或污物侵入和污染,会引起发炎化脓,并发败血症、气性坏疽、破伤风等,严重损害健康,甚至危及生命。因此,在现场救护中应用制式或干净的就便包扎材料及时对伤口实施有效的包扎,可保护伤口,防止污染,随后运送及下一步救治。

一、包扎的目的与要求

(一)目的

保护伤口、减少感染、压迫止血、固定敷料等,有利于伤口的早期愈合。

(二)要求

伤口包扎时,做到"四要"、"五不"。"四要"是要快、准、轻、牢。即包扎伤口动作要快;包扎时部位要准确、严密,不遗漏伤口;包扎动作要轻,不要碰撞伤口,以免增加伤员的疼痛和出血;包扎要牢靠,但不宜过紧,以免妨碍血液流通和压迫神经。"五不"是不摸、不冲、不取、不送、不上药。即不准用手和脏物触摸伤口;不准用水冲洗伤口(化学伤除外);不准轻易取出伤口内异物;不准送回脱出体腔的内脏;不准在伤口上用消毒剂或消炎粉。

二、包扎材料

(一)种类

常用的包扎材料分为制式材料(如创口贴、尼龙网套、三角巾、弹力绷带、纱布绷带、纱布垫等)和就便材料(如毛巾、头巾、衣物等)。

（二）三角巾的使用状态

三角巾的制作方法：用一块边长100厘米的正方形棉布，对角剪开就成了两条三角巾，它的底边为130厘米，顶角到底边中央为65厘米，顶角上可接上一条长为60厘米的系带。可根据包扎部位需要折叠成不同形状（见图3-19）。

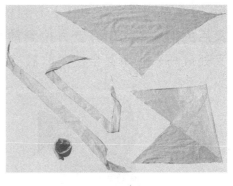

图3-19　三角巾折叠成不同形状

1. 展开状态

也称三角巾包扎，常用于面积较大的包扎部位，如头、脸、胸、腹、背、肩、脚、臀部等部位。

2. 条状式

将三角巾的顶角折向底边中央，然后根据需要折叠成三横指、四横指、一掌宽等不同宽度，通常用于包扎眼、耳、下颌、肘膝关节等。

3. 燕尾式

将三角巾的两底角对折重叠，然后将两底角错开，并形成夹角，燕尾巾的夹角大小，可根据包扎部位的不同而定，通常用于包扎单肩、双胸、单臀、单腹等部位，还可将两条燕尾巾连接起来形成双燕尾巾，通常用来包扎双肩、双臀等部位。

4. 环形垫圈式

将三角巾折成带状，然后一端环绕在四指绕圈，形成环状，将另一端穿过环状固定待用。

三、包扎方法

（一）三角巾包扎

使用三角巾时，角要拉紧，边要贴实，中心伸展，根据包扎需要将三角巾展开、折成条状、燕尾等不同形式进行包扎。

1. 三角巾头部包扎法

1）方法一　三角巾底边向上翻二指宽，放在前额眉上，顶角放在脑后,三角巾两底角经两耳上方到枕部下交叉,压住顶角,两手将三角巾交叉后的两底角经两耳上方拉到前额打结,然后将顶角往上翻,反折于交叉处或与一底角混合拉向前额打结固定(见图3-20)。

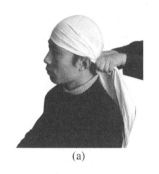
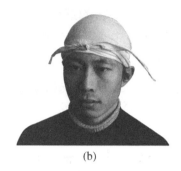

(a)　　　　　　　　　　　　　　　　(b)

图3-20　三角巾头部包扎法之一

2) 方法二　三角巾风帽式头部包扎法:在三角巾顶角和底边中部各打一个结,形似风帽,将顶角结放在额前,底边结放于枕后部,包住全头,两底角向下拉紧,底边向外折成带状包绕下颌,再拉到枕后一侧打结固定(见图3-21)。

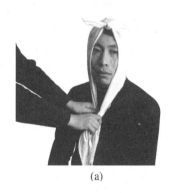
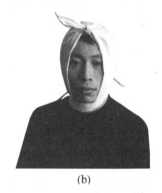

(a)　　　　　　　　　　　　　　　　(b)

图3-21　三角巾头部包扎法之二

2. 三角巾双眼包扎法

三角巾折叠成三指宽的条带,将其中段放置于枕部,将两端经耳上方拉至前额下方交叉盖住双眼后,从耳下打折后绕行到枕部打结固定(见图3-22)。单眼视力受伤,亦用双眼包扎法。

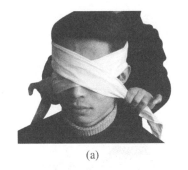
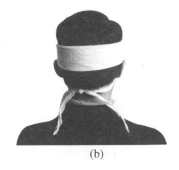

(a)　　　　　　　　　　　　　　(b)

图 3-22　三角巾双眼包扎法

3. 三角巾下颌包扎法

将三角巾折叠成三指宽的条带并留出顶角和系带,把顶角和系带放置枕部,左右手分别握住底角条带拉置下颌部,右手条带包住下颌至伤者右侧脸部与左手条带交叉后向上提,左手条带与右手条带交叉把下颌托起拉至伤者左侧脸提向头顶与系带结合上提,并与另一条带成三角鼎立于头顶打结固定(见图 3-23)。

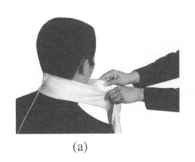
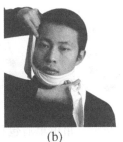
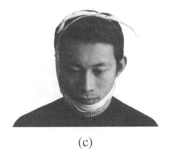

(a)　　　　　　　　　　(b)　　　　　　　　　　(c)

图 3-23　三角巾下颌包扎法

4. 三角巾单肩包扎法

1) 方法一　将三角巾一底角斜放在胸前对侧腋下,三角巾顶角盖住后肩部,用顶角系带在上臂上 1/3 处环绕两周固定,再把另一个底角上翻后拉经背部到对侧腋下,两底角在腋下打结固定(见图 3-24)。

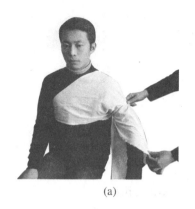
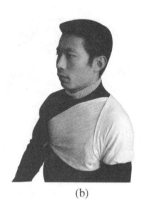

(a)　　　　　　　　　　　　　　　(b)

图 3-24　三角巾单肩包扎法之一

2）方法二　将三角巾折成燕尾巾，燕尾巾夹角朝上放在伤侧肩上，燕尾底边包绕上臂上 1/3 和打结固定。然后两燕尾角分别经胸、背拉到对侧腋下打结固定(见图 3-25)。

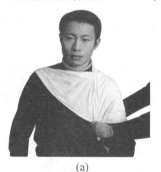
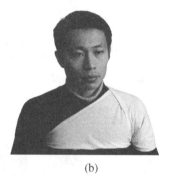

(a)　　　　　　　　　　　　　　　(b)

图 3-25　三角巾单肩包扎法之二

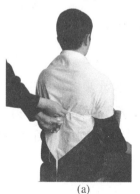
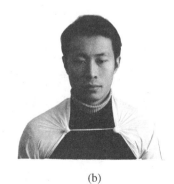

(a)　　　　　　　　　　　　　　　(b)

图 3-26　三角巾双肩包扎法

5. 三角巾双肩包扎法

将三角巾底边放在两肩上,两侧底角向前下方绕腋下至背部打结,顶角系带翻向胸前,在两侧肩前假扣紧固定(见图 3-26)。

6. 三角巾胸(背)部包扎法

1)方法一 三角巾顶角对准肩缝盖住伤部,底边上翻,两底角由胸前拉到背后打结;顶角过伤侧肩部到背部与底角余头打结。包扎背部时,三角巾放于背部,绕到胸前打结固定(见图 3-27)。

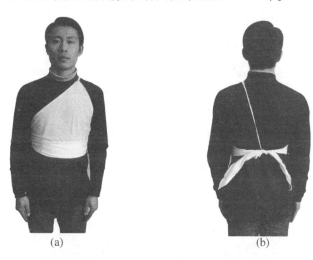

(a) (b)

图 3-27 三角巾胸(背)部包扎法之一

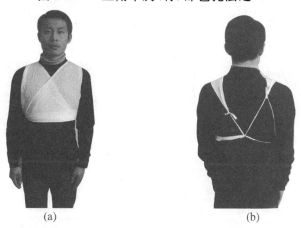

(a) (b)

图 3-28 三角巾胸(背)部包扎法之二

2) 方法二　将三角巾折成燕尾巾,把燕尾巾放于胸前,夹角对准颈部,燕尾巾底角系带围胸在背后打结,然后以燕尾巾顶角系带过背到背后穿过横带上提,与另一燕尾角打结(见图3-28)。包扎背部时,把燕尾巾放在背侧向前包。

7. 三角巾腹部包扎法

1) 方法一　三角巾包扎腹部时,将三角巾顶角朝下,底边横放于脐部外翻10厘米宽,两底角拉紧至腰背部打结,顶角系带经会阴部拉至臀部上方,同底角余头打结固定(见图3-29)。

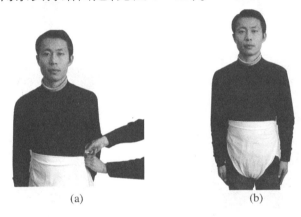

(a)　　　　　　　　　(b)

图3-29　三角巾腹部包扎法之一

2) 方法二　将三角巾折成燕尾巾,燕尾巾底边系带围腰打结,夹角对准大腿外侧中线,前角大于后角并压住后角,前角经会阴部向后拉与后角打结固定(见图3-30)。

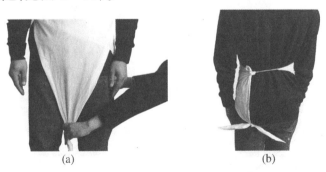

(a)　　　　　　　　　(b)

图3-30　三角巾腹部包扎法之二

8. 三角巾臀部包扎法

三角巾包扎单臀部把三角巾斜放在臀部,顶角接近臀裂下方,底边向外,上面底角拉至对侧髂骨的前面,用顶角系带横绕大腿上端固定,然后将下斜底角上翻通过伤侧臀部到对侧髂骨上与另一底角打结固定(见图 3-31)。

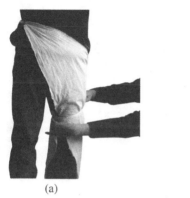
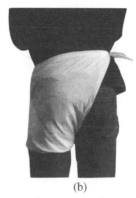

(a)   (b)

图 3-31 三角巾臀部包扎法

9. 三角巾上肢包扎法

三角巾一底角打结后套在伤侧手上,另一底角沿手臂后侧拉到肩背部,顶角包裹伤肢并用系带绕肢两圈固定,并将前臂曲至胸部,拉紧两底角于对侧肩颈部打结固定(见图 3-32)。此方法适用于上肢大面积烧伤或损伤。

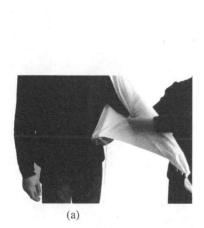
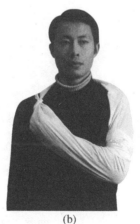

(a)   (b)

图 3-32 三角巾上肢包扎法

10. 三角巾手部包扎法

把手放在三角巾中央,手指朝向顶角,将顶角内翻盖住手背,两底角左右交叉压住顶角绕手腕打结固定(见图3-33)。

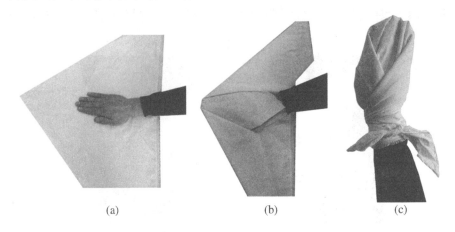

(a)　　　　　　　　(b)　　　　　　　　(c)

图3-33　三角巾手部包扎法

11. 三角巾肘、膝部包扎法

根据伤情,将三角巾折叠成手掌宽的带条。带条中段斜放于受伤部位,取条带两端分别压住上下两边,包绕肢体一周打结,呈"8"字型包扎(见图3-34和图3-35)。

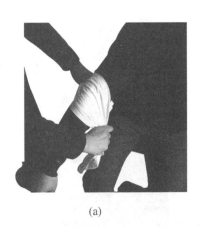 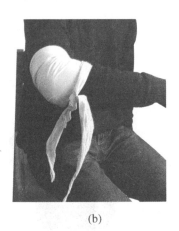

(a)　　　　　　　　　　　　　　　(b)

图3-34　三角巾肘部包扎法

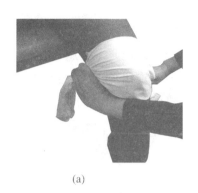
(a)

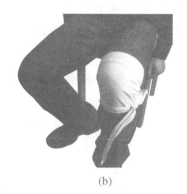
(b)

图 3-35 三角巾膝部包扎法

(二)毛巾包扎法

毛巾是就便材料之一,取之方便,用之自如,其包扎的部位大致与三角巾相同。使用毛巾包扎时,除备有干净的毛巾外,还需准备三根布带,长度分别为 50 厘米和 70 厘米,作备用。毛巾工作状态可为展开式、条状式、鸡心式和枪式等,其包扎要求与三角巾同(见图 3-36)。

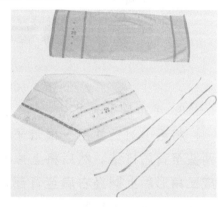

图 3-36 毛巾折叠成不同形状

1. 毛巾头部包扎法

将毛巾横放于头上,上边对准在眉毛上,向上折叠一横指包扎,拉紧两前角至枕后打结,两后角拉至颌下打结(见图 3-37)。

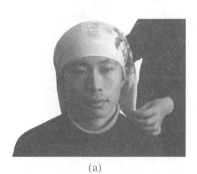
(a)

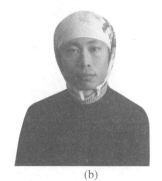
(b)

图 3-37 毛巾头部包扎法

2. 毛巾单肩包扎法

将毛巾对折并用一根带子从中穿过,再把它固定在上臂根部。在上片毛巾的前角系上一根带子,后角向前折成三角形,从肩部经胸前拉到对侧腋下。在下片毛巾后角系上一根带子,前角向后折成三角形,包扎肩部经背部拉到对侧腋下与上片系带打结(见图3-38)。

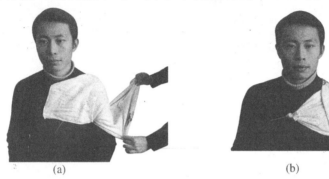

(a)   (b)

图 3-38　毛巾单肩包扎法

3. 毛巾胸部包扎法

将毛巾对折并用一根带子从中穿过,再将毛巾放在胸前,拉紧带子两头至背后打结。然后将上片毛巾的后角系上一根带子,前角向后角折成三角形后上翻经右肩至背部,将系带与背部横系带打结固定;在下片毛巾后角系上一根带子,前角向后角折成三角形后上翻经左肩至背部,将系带与背部横系带打结固定(见图3-39)。

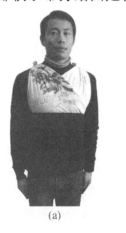 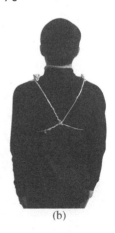

(a)   (b)

图 3-39　毛巾胸部包扎法

除此之外,毛巾可折叠成条带,包扎单眼、双眼、单耳、双耳、下颌、关节等部位。还可以用来包扎腹部、臀部、手、脚等部位,其方法可参照三角巾包扎法。

(三)绷带包扎法

绷带包括纱布绷带和弹性绷带,弹性绷带自身有弹力作用,故包扎时能与包扎部位贴实,易操作。而纱布绷带操作较难一些,两种包扎的方法基本相似。下面介绍几种包扎方法:

1. 环形包扎法

将绷带作环形的重叠缠绕,下周将上周绷带完全遮盖,最后用胶布将带尾固定或将带尾中间剪开分成两头,打结固定(见图3-40(a))。此法用于包扎颈、腕、胸、腹等粗细相等的部位的小伤口。

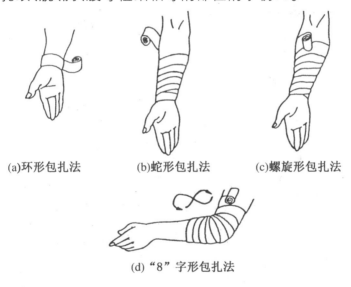

(a)环形包扎法　　(b)蛇形包扎法　　(c)螺旋形包扎法

(d)"8"字形包扎法

图3-40　四种基本绷带包扎法

2. 蛇形包扎法(斜绷法)

先将绷带以环形法缠绕数圈,然后以绷带宽度为间隔,斜行上缠,各周互不遮盖(见图3-40(b))。适用于需由一处迅速延伸至另一处时或作简单的固定时,夹板固定多用此法。

3. 螺旋形包扎法

先环形缠绕数圈,然后稍倾斜螺旋向上缠绕,每周遮盖上周的

1/3～1/2(见图3-40(c))。用于包扎直径基本相同的部位,如上臂、手指、躯干、大腿等。

4."8"字形包扎法

在伤处上下,将绷带由下而上,再由上而下,重复作"8"字形旋转缠绕,每周遮盖上周的1/3～1/2(见图3-40(d))。用于直径不一致的部位或屈曲的关节,如肩、髋、膝等部位,应用范围较广。

(四)尼龙网套包扎法

尼龙网套具有良好的弹性,其规格大小不等,使用方便、有效。使用时,可根据包扎部位选择合适的型号,先用敷料覆盖伤口,再用尼龙网套套在敷料上加以固定(见图3-41)。

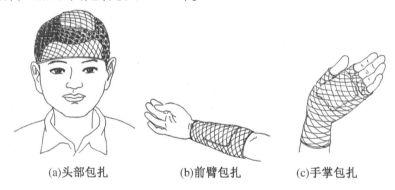

(a)头部包扎　　　　(b)前臂包扎　　　　(c)手掌包扎

图3-41　尼龙网套包扎法

第三节　创伤骨折固定技术

一、概述

人体骨骼由颅骨、躯干骨和四肢骨组成,共有206块(见图3-42)。骨骼构成人体的支架,具有保护内脏器官、支持和运动的功能,其周围伴行着血管和神经,所以当骨折时,可能会引起血管和神经损伤,骨折发生后的现场临时骨折固定对伤病者极为重要。

(一)骨折与发生的原因

骨折是指骨骼受到外力的打击后发生完整性和不完整性的断裂。骨折发生的主要原因:直接暴力、间接暴力、肌肉牵拉、骨疾病等引起骨骼破裂、折断、粉碎性的损害。

(二)骨折的分类和判断

1. 骨折分类

骨折的分类通常以骨折端是否与外界相通为依据,可分为:

(1)闭合性骨折,即骨折端与外界或体内空腔脏器不相通,未刺破皮肤。常见有单纯性骨折和粉碎性骨折之分(见图3-43)。

(2)开放性骨折,即骨折端与外界或体内空腔脏器相通,并刺破皮肤,暴露在外。常见到软组织损伤,甚至血管破裂及神经损伤(见图3-44)。

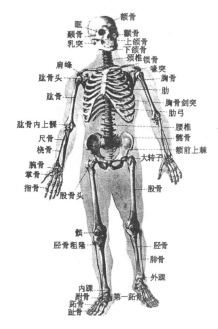

图3-42　全身骨骼

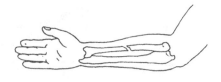

图3-43　闭合性骨折

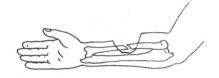

图3-44　开放性骨折

2. 骨折判断

(1)疼痛和压痛。伤病者表现为剧烈疼痛,移动时剧痛加重,受伤处有明显的压痛。

(2)肿胀。由于出血和骨折端的错位、重叠,会有外表局部肿胀现象。

(3)畸形。骨折时伤肢会发生畸形,呈现短缩、弯曲或者转向等。

(4)功能障碍。骨折后原有的运动功能受到影响或完全丧失。

(三)骨折固定的目的

(1)制动止痛,减轻伤病者痛苦。

（2）防止伤情加重，减少造成血管或神经损伤机会，预防休克。

（3）保护伤口，减少感染。

（4）方便运送。

（四）骨折固定的原则

骨折固定的基本原则是先止血、后包扎、再固定、后搬运。具体要求如下：

（1）首先检查伤病者情况，如有出血应先止血；如开放性骨折者有伤口，先行伤口包扎。

（2）根据伤病者骨折部位，选择相应的固定器材，其长短与肢体相一致。

（3）行骨折固定操作时，做到放（骨突部位放置敷料垫）、轻（动作要轻）、牢（固定松紧适宜，固定要牢靠）、挂（挂白色标志）。

（4）伤病者固定时要放置好功能位，并露出指（趾）端，以便观察血液循环、皮肤感觉及活动状况。严禁现场复位。

（5）对颈椎、脊柱和骨盆骨折者应注意选用合适的固定器材，注意搬运动作要领，防止再度损伤。

二、固定器材

骨折临时固定器材分为制式器材和就便器材。制式器材有夹板、敷料、专用固定器材等；就便器材有木板、木棍、树枝、竹竿、床单、毛巾、衣物、布带、绳子等（见图3-45）。

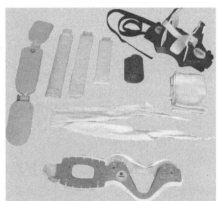

图3-45　固定器材

三、骨折固定方法

（一）前臂骨折固定

1. 夹板固定法

损伤部位两端包扎后，将夹板放于伤臂外侧，然后用两块三角巾折叠成带形（或用就便器材）分别固定于损伤部位两端，再用三角巾将前臂屈曲悬吊于胸前(见图3-46)。

2. 无夹板固定法

损伤部位包扎后,先用三角巾大悬带将伤臂悬吊于胸前,再用三角巾将伤臂固定于胸廓(见图3-47)。

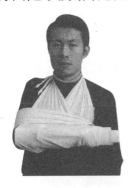

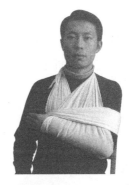

图3-46 前臂骨折夹板固定法　　　图3-47 前臂骨折无夹板固定法

(二)上臂(肱骨)骨折固定

1. 夹板固定法

损伤部位包扎后,将夹板放置上臂外侧,然后用两块三角巾(或就便器材)分别固定于骨折两端,再用另一块三角巾作小悬臂带,将前臂吊于胸前(见图3-48)。

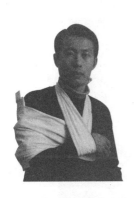

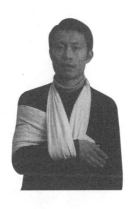

图3-48 肱骨骨折夹板固定法　　　图3-49 肱骨骨折无夹板固定法

现场初级救护手册

2. 无夹板固定法

伤部包扎后,先用一块三角巾作小悬臂带,将伤肢前臂悬吊于胸前,再用另一块三角巾折叠成宽带,将上臂固定于胸廓上(见图 3 - 49)。

(三)锁骨骨折固定

1. 丁字夹板固定法

丁字夹板放置背后肩胛骨处,然后用三角巾绕肩两周结在夹板上,夹板下端用三角巾固定于背部,将两前臂交叉于胸前用三角巾兜起固定(见图 3 - 50)。

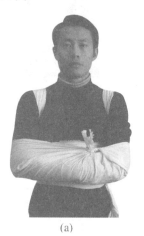
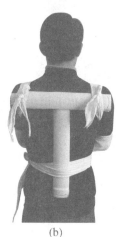

(a)   (b)

图 3 - 50 锁骨丁字夹板固定法

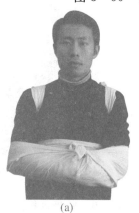
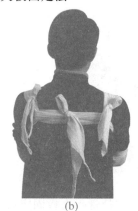

(a)   (b)

图 3 - 51 双锁骨骨折无夹板固定法

· 58 ·

2．无夹板固定法

将两条三角巾分别折叠成五指宽的条带，用棉垫衬垫腋窝，然后两条三角巾条带分别环绕肩腋部一周，在腋后打结，然后另用一条三角巾将前述两条三角巾拉紧于背后打结，使肩关节后张，锁骨得到固定，将两前臂交叉于胸前用三角巾兜起固定（见图 3－51）。

（四）小腿骨折固定

1．夹板固定法

损伤部位包扎后，将夹板放置伤肢外侧（如有两块则内外各放一块），关节处加上棉垫，然后用 5 块三角巾分别依次固定骨折两端、膝、踝关节及大腿（见图 3－52）。

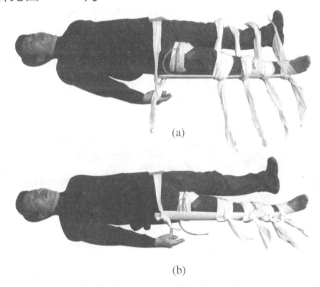

(a)

(b)

图 3－52　小腿骨折夹板固定法

2．无夹板固定法

损伤部位包扎后，将伤肢靠健肢固定，分别在膝、踝关节之间加上衬垫，然后用 5 块三角巾分别固定骨折两端，膝关节、踝关节、大腿（见图 3－53）。

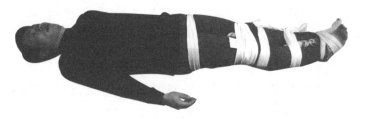

图 3-53　小腿骨折无夹板固定法

（五）大腿骨折固定

1. 夹板固定法

损伤部位包扎后,将长夹板放置于伤肢外侧(用两块夹板时,将短夹板放置在伤肢内侧),在关节和骨突处加上衬垫,然后用 7 块三角巾依次固定骨折两端、膝关节、小腿中段、踝关节、臀部、胸部(见图 3-54)。

2. 无夹板固定法

损伤部位包扎后,将伤肢靠健肢固定,在关节和骨突之间加上衬垫,然后用三角巾依次固定骨折两端、膝关节、小腿中段、踝关节、臀部、胸部(见图 3-55)。

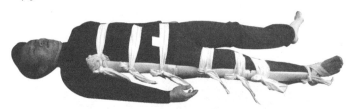

图 3-54　大腿骨折夹板固定法

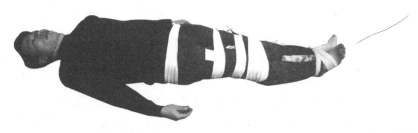

图 3-55　大腿骨折无夹板固定法

（六）脊椎骨折固定法

将伤病者仰卧于木板或脊柱板上,用绷带或布带将伤病者胸、腹、髂、膝、踝部固定于木板或脊柱板上(见图 3-56)。

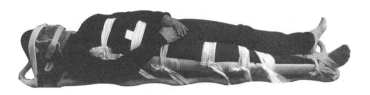

图 3-56　脊椎骨折固定法

（七）颈椎骨折固定法

伤病者仰卧于木板上，颈下、肩部两侧加上衬垫，头部两侧用棉垫固定或上颈托固定，防止左右摇晃，然后用绷带（或三角巾）将额、颊、胸部固定于木板上（见图3-57、图3-58、图3-59）。

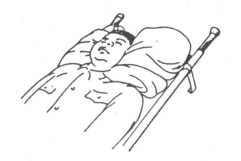

图 3-57　头颅部固定法

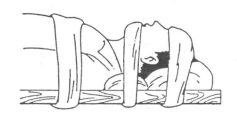

图 3-58　颈椎骨折定法

（八）骨盆骨折固定法

伤病者呈仰卧位，两膝部屈曲，膝下放置软垫，以减轻骨盆骨折的疼痛；用宽布带从臀部后向前将骨盆包起后捆紧固定；在两膝两踝之间分别加垫用三角巾条带固定（见图3-60）。

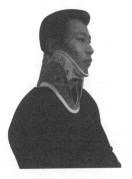

图 3-59　颈部颈托固定

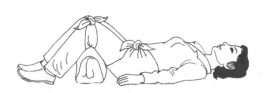

图 3-60　骨盆骨折固定法

第四节　伤病者的搬运技术

伤病者搬运是创伤救护中继创伤伤病者止血、包扎、骨折固定技术后的又一重要环节。迅速安全地把伤病者从发生现场搬出,得到初步救护后,又搬上汽车等运输工具到达医疗机构,这些均离不开搬运,由于不同阶段所使用的搬运工具的不同,搬动的方法和要求也不同,因此伤病者的后送工作显得十分重要,尤其是当今搬运器材发展迅速和使用广泛的年代,对救护者来讲,了解搬运器材的性能及搬运知识,掌握器材的使用方法已是不可缺少的责任。

一、概述

(一) 何谓伤病者搬运

是指救护者徒手或利用搬运器材将伤病者从事发现场向运送车辆的转送过程。其核心问题是救护者面对被救护对象的情况,能迅速、准确、合理地选择搬运器材,将被初步得到救护的伤病者尽快安全地后送。这是本节所叙述的重点。

(二) 目的与要求

1. 目的

搬运伤病者的目的是及时、准确的后送,具体为:

(1) 使伤病者及早离开现场,到达安全处救护。

(2) 力求早送,以免延误抢救与治疗的时机。

(3) 预防再次受伤和伤(病)情恶化。

(4) 能使伤病者迅速、安全地到达医疗机构,得到及时的抢救和治疗。

2. 要求

(1) 搬运前应对伤病者作伤病情判断,并先进行初步的急救处理。

(2) 根据伤病者的伤病情需要,灵活地选择合适的搬运器材和方法。

(3) 根据伤病者的伤部和伤势,确定搬运伤病者的体位及方法。

（4）对伤病者运送过程中,动作要轻、快,避免震动、颠簸,尽可能减少伤病者的痛苦。

（5）对危重伤病者应组织护送,注意伤病情变化,能迅速、安全地后送。

二、搬运器材

伤病者的搬运器材种类很多,可归纳为三类:制式器材、就便式器材和车辆(见图 3 - 61)。

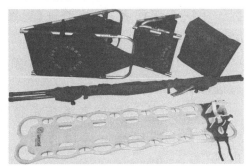

图 3 - 61　搬运器材

三、搬运方法

伤病者的搬运方法包括徒手搬运、器械搬运、车辆运送等方式。

（一）徒手搬运法

分为单人徒手搬运法、双人徒手搬运法、多人徒手搬运法等。徒手搬运方法适用于事发现场的抢救和短距离的运送伤病者。

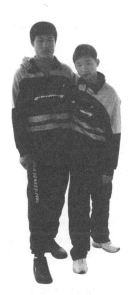

图 3 - 62　扶行法

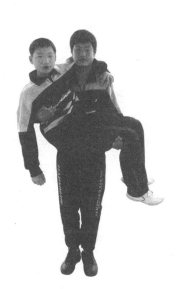

图 3 - 63　抱行法

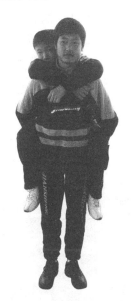

图 3 - 64　背负法

1. 单人徒手搬运法

1）扶行法　救护者站在伤病者一侧，一手将伤病者手拉放在自己肩部，另一手扶着伤病者，同步前进（见图3-62）。

2）抱行法　救护者将伤病者抱起行进（见图3-63）。

3）背负法　救护者将伤病者背起行进。此法对胸腹部负伤病者不宜采用（见图3-64）。

4）拖行法　救护者位于伤病者头部，分别用两手拖住伤病者双肩上衣，将伤病者拖出，称为拖衣法；救护者两手把住伤病者双肩关节下将伤病者拖出，称为拖肩法；用毯子铺在地上，使伤病者搬躺于毯子上，救护者在伤病者头部双手拖住毯子，将伤病者拖出，称为拖毯法（见图3-65）。

5）爬行法　适用于狭小空间和火灾烟雾观场。救护者将伤病者双手腕

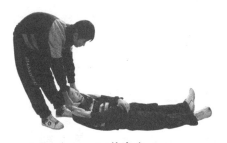

(a)拖衣法

(b)拖肩法

(c)拖毯法

图3-65　拖行法

用布带捆紧于救护者后颈部，救护者将伤病者夹在双大腿之间，用救护者的双膝与双手掌撑地合力向前爬行，将伤病者救出（见图3-66）。

2. 双人徒手搬运法

1）四手座抬法　两名救护者的双手搭成杠轿式，使伤病者坐上双手抓牢救护者肩部，救护者同步将伤病者抬出（见图3-67）。

2）三手座抬法　两名救护者中的一名救护者双手与另一名救护者的单

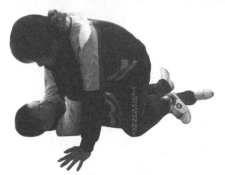

图3-66　爬行法

手搭成杠轿,使伤病者坐上双手抓牢救护者肩部,单手救护者的另一只手可携行救护包后,救护者同步将伤病者抬出(见图3-68)。

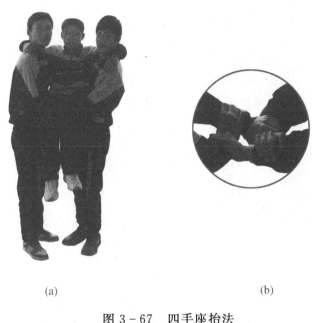

(a)　　　　　　　　　　　　(b)

图3-67　四手座抬法

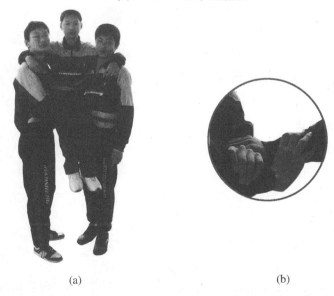

(a)　　　　　　　　　　　　(b)

图3-68　三手座抬法

3）两手座抬法　两名救护者的前左右手搭成杠轿让伤病者乘座，后左右手交叉搭紧贴于伤病者背部，伤病者两手抓牢救护者双肩，救护者同步将伤病者搬出（见图3－69）。

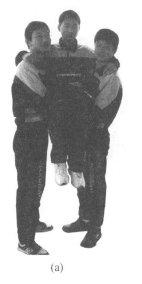　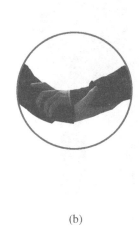

　　　　　　（a）　　　　　　　　　　　（b）

图3－69　两手座抬法

4）前后扶持法　救护后者双臂从伤病者双侧腋下伸至胸前，握住伤病者重叠双手；救护前者双臂从伤病者膝下外侧挽起双小腿夹住救护前者的腰部，前后同步行走（见图3－70）。

3．多人搬运法

1）三人搬运法　救护者三人同站伤病者一侧，分别将伤病者颈部、背部、臀部、膝关节下、踝关节部位呈水平托起同步前进（见图3－71）。

2）四人搬运法　救护者四人以上，每边两人面对面托住伤病者的颈、肩、臀、腿部，同步向前运动（见图3－72）。

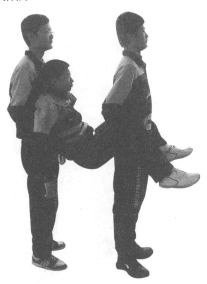

图3－70　前后扶持法

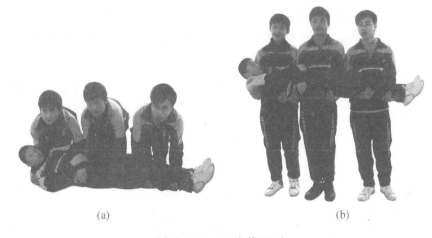

图 3-71 三人搬运法

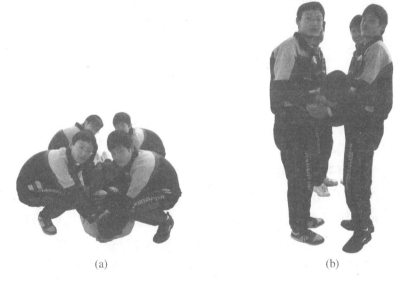

图 3-72 四人搬运法

（二）器械搬运法

器械搬运法适用于伤病较重又不宜徒手搬运的伤病者,伤病者较为舒适,保护性较强。实施器械搬运时注意几点:

（1）选择合适的搬运器材。

（2）做好搬运前的准备。

（3）用稳固担架将伤病者搬到救护车上。

1. 双人担架搬运法

先将担架展开,并放置在伤病者对侧,救护者同站伤病者一侧跪下右腿,双人将伤病者呈水平状托起,将其轻放入担架上。伤病者脚朝前、头在后,救护者同时抬起担架,肘关节略弯曲,两人同步前进,遇到坡陡时,上坡时脚放低,头抬高;下坡时,脚抬高,头部放低,尽可能保持水平(见图 3 - 73)。

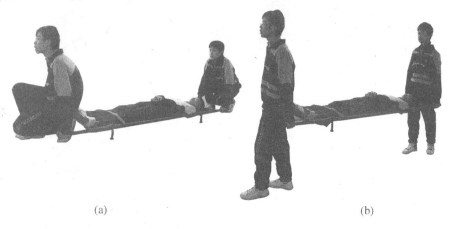

(a)   (b)

图 3 - 73   双人担架搬运法

2. 四人担架搬运法

三名救护者在伤病者同一侧,分别以托头颈肩部、腰臀部、小腿踝部顺序排开,合力将伤病者呈水平托起,待另一名救护者迅速将担架插入后将伤病者平卧于担架并加以固定;四名救护者分别就位于担架四个角,在统一口令下将担架水平抬起,伤病者头在后脚向前。前两名救护者出左脚,后两名出右脚,就这样交替前进(见图 3 - 74)。

(三)车辆运送

现场救护后,尽可能利用车辆运送伤病者,既快又稳,也省力。常用的车辆有救护车、卡车、轿车等。如果利用卡车载运伤病者,最好在车厢内垫上垫子或放上担架,也可将伤病者抱入护送人员身上,以减少震荡,减轻伤病者痛苦和避免伤情恶化,应教育司机发扬救死扶伤精神,只要急救需要,应无条件地投入救护工作中去,并协同其他人员共同完成急救任务。

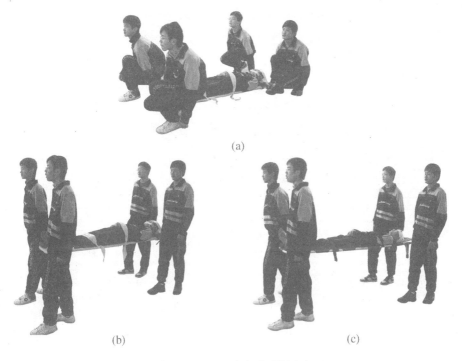

(a)

(b)   (c)

图 3-74 四人担架搬运法

第五节 特殊部位创伤救护

特殊部位创伤救护是指对身体某一重要生命部位发生意外伤害后的现场紧急处置措施。主要介绍颅脑损伤,胸部损伤,腹部脏器脱出,脊柱、骨盆骨折,肢体离断等伤害的现场处置,以挽救伤病者生命,减轻伤残。

一、颅脑损伤

(一)主要原因与症状

1. 原因

因车祸、地震、塌坊、战伤、摔伤、锐器等因素作用头部引起伤害。

2. 症状

轻者可能出现头皮血肿、裂伤,但神志清楚;重者会出现颅骨骨折、颅内血肿、脑挫裂伤等,伤病者出现头痛、面色苍白、出汗、呕吐、意识丧失、瞳孔缩小或散大,昏迷等症状。

(二)救护流程(见图 3 - 75)

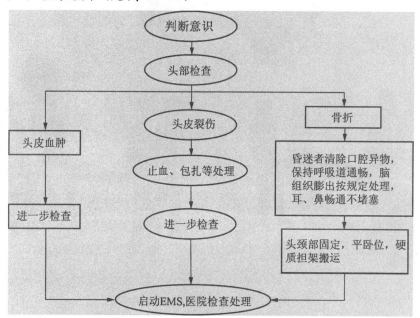

图 3 - 75 颅脑损伤救护流程图

(三)现场救护要点

(1)查看伤病者头部受伤情况,判断神志是否清楚,解除头部戴物。

(2)对神志清醒的头皮出血者,行压迫止血包扎,组织送院。

(3)对危重伤病者的救护措施:

① 使昏迷伤病者平卧于担架,清除口鼻异物,头偏向一侧,保持呼吸道通畅。

② 对脑组织膨出的伤病者,须用皮带圈式或搪瓷碗等物扣在脱出组织周围,再盖上敷料进行保护性包扎,以保护脑组织不受压迫和损伤,并用软的衣物固定伤病者头部(见图 3 - 76)。

③ 对伤病者禁食、禁水,选择合适运输工具,组织送往医疗机构救治。

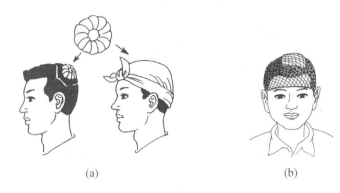

(a)　　　　　　　　　　(b)

图 3 - 76　颅脑开放性损伤保护性包扎法

二、胸部损伤

(一)主要原因与症状

1. 原因

因车祸、施工事故、挤压、战伤、锐器伤等因素引起胸部伤害,如胸部挫伤、肋骨骨折、气胸、血胸、肺裂伤等。

2. 症状

轻者出现胸部血肿、青紫、皮肤损伤,胸部疼痛;重者出现胸部有伤口或肋骨下陷,出现气急、呼吸困难、咳嗽、脸色青紫等症状。

(二)救护流程(见图 3 - 77)

(三)现场救护要点

(1) 观察伤病者意识是否清楚、有无呼吸困难、胸部受伤情况。

(2) 对轻者,作一般处理,使伤病者保持安静,有普通伤口作包扎处理。

(3) 对重者,如开放性气胸者,救护措施如下:

① 对伤病者进行封闭式包扎,先将橡皮布、塑料布(薄膜)紧贴伤口,然后盖上敷料,再用三角巾包扎胸部(见图 3 - 78)。

② 检查包扎效果,是否有漏气、封闭不严密现象,直至伤病者呼吸平衡为止。

③ 伤病者如有肋骨骨折进行肋骨固定(见图 3 - 79)。

④ 伤病者取半卧位,侧向伤侧。昏迷伤病者取卧位,头向一侧,并组织送往医疗机构救治。

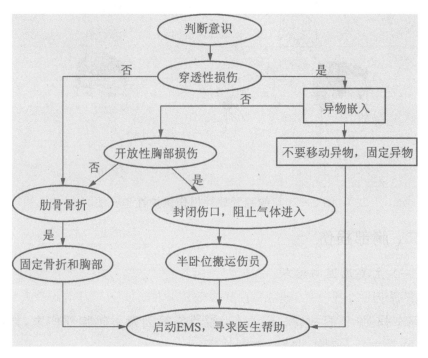

图 3-77　胸部损伤救护流程图

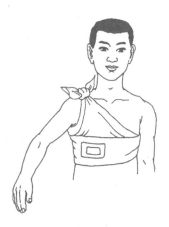

图 3-78　开放性气胸封闭包扎法

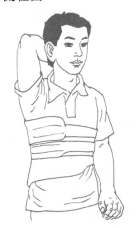

图 3-79　肋骨骨折固定

三、腹部损伤

（一）主要原因与症状

1. 原因

腹部因多种因素的作用引起不同的伤害。较常见的伤害有开放性腹部伤(如肠管膨出)和闭合性腹部损伤(如肝、脾、膀胱损伤等)。

2. 症状

腹壁损伤无裂口时,受伤部位肿胀或凹陷,出现较大范围的腹痛和压痛,恶心呕吐;腹部有裂口时,伤口有出血,如与腹腔相通,肠管易膨出;腹部内脏损伤时,出现下腹部剧痛、胀气、恶心、腹肌紧张,多见胃肠道损伤;肝脾损伤时,如有内出血会出现腹胀、血压下降、面色苍白、出冷汗等休克症状。

(二)现场救护要点

(1) 观察伤病者意识和伤部伤情,神志是否清楚,有无开放伤口等。

(2) 对轻度损伤、神志清醒的伤病者,做相应的针对救护措施,如包扎,搬运送往医疗机构。

(3) 对开放性腹部伤、肠管膨出者,进行保护性包扎,不允许将肠管送进腹腔,应用保护圈或搪瓷碗扣住膨出肠管,盖上敷料,用三角巾行腹部保护性包扎(见图3-80)。

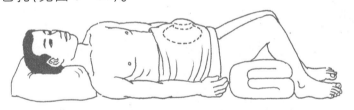

图3-80　腹腔内脏脱出保护性包扎法

(4) 对腹部闭合性损伤病者,如肝、脾内出血伤病者,注意观察伤情变化,立即组织运输工具送医疗机构救治。

(5) 对腹部伤病者,取平卧位,双腿屈曲,双膝用三角巾条状固定,膝下用被子或枕芯垫起,以免腹肌紧张引起疼痛加剧。

(6) 对腹部损伤伤病者,应禁食禁水,保持安静,小心搬运。

四、脊柱、骨盆损伤

(一)主要原因与症状

1. 原因

因地震、塌坊、车祸、高空坠落、施工意外等伤害因素,造成脊柱或骨盆伤害。常见的有颈椎、胸椎、腰椎骨折和骨盆骨折,由于这些损伤又带来很多并发症,对人体健康危害很大。

2. 症状

脊柱骨折时,会引起剧烈疼痛、肢体感觉消失、运动功能丧失、排便受限、呼吸困难,严重者导致下肢瘫痪;骨盆骨折时,会造成膀胱、直肠及尿道受损,引起出血,受伤部位疼痛、肿胀,皮肤青紫,有腹痛、腹胀、下腹疼痛加剧、排尿困难等症状。

(二)救护流程(见图 3-81)

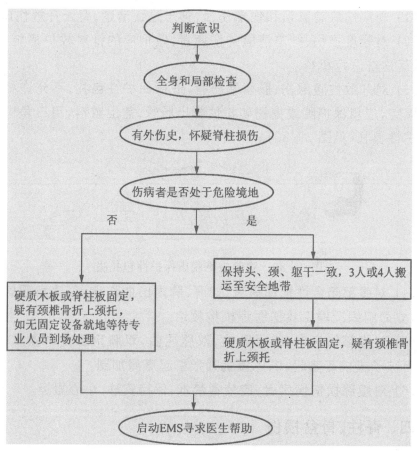

图 3-81 脊柱损伤救护流程图

（三）现场救护要点

（1）检查伤病者的意识、伤部情况，尤其是肢体活动是否受限，随即呼救。

（2）对损伤部位少、神志清醒的较轻伤病者，其感觉存在时，对骨折部位选择相应的固定器材进行固定，如用颈托固定颈椎。

（3）对脊柱骨折伤病者，采用脊柱固定板或铲式担架，将脊柱伤病者搬移，要求放置在固定器上，按骨折固定要求进行固定。

（4）对骨盆骨折伤病者，采用大布单或三角巾行骨盆包扎法，并使伤病者平卧于担架，屈曲双小腿，用条状三角巾固定双膝，膝下垫上被子或枕头（见图3-82）。

（5）要安慰伤病者安静休息，并选择合适的运送工具，将其送往医疗机构救治。

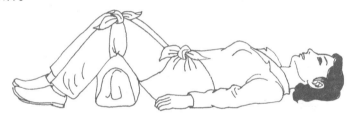

图3-82 骨盆损伤固定法

五、肢体离断损伤

（一）主要原因

人们在日常工作与生活中，因接触机械或交通事故时，意外造成肢体部位遭到伤害，导致肢体离断损伤。

（二）现场救护要点

现场救护包括止血、包扎、保藏断肢、及时运送等，具体如下：

（1）设法从机器中取出断肢。断肢若仍在机器中，切勿强行将肢体拉出或将机器倒转，以免增加损伤。应立即停机，设法拆开机器，取出断肢。

（2）对创面进行压迫包扎。若有大血管出血时，可考虑用止血带止血，但要标上标志及注明上止血带的时间。然后用无菌或清洁的敷料作压迫性包扎。

（3）对不完全性断肢应进行固定性包扎。可将不完全性断肢放在夹板上作临时固定,以保证送院时的安全。

（4）断肢保藏和速运。断肢一般无需清洗,用无菌或清洁的敷料、手帕或方巾等物包扎好,可用干燥冷藏的方法保存起来,即先将包好的断肢放入塑料袋中扎紧,再放入装有冰块的塑料袋中扎紧袋口,但不让断肢直接接触冰块,以防冻伤,也不要用任何液体侵泡断肢。断肢应随同伤病者同时送往医院(见图3-83)。

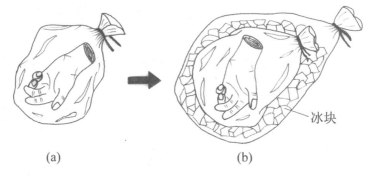

(a)   (b)

图3-83　肢体离断伤肢处理

第四章

常见意外伤害救护

意外伤害亦称灾害伤害,是指在无防范情况下突然发生的对人体造成死亡或者伤残的事件。

意外伤害者常常伤情严重、复杂、多变且随时有威胁生命的可能。当今,随着社会和科学技术的进步,意外伤害的种类也发生着变化。掌握现场救护知识和技能,对每个人来说都十分必要。如果在重大意外伤害现场,处在生死之际的伤病者,能够在第一时间得到"第一目击人"及时、准确、有效的现场救护,为医院救治康复创造条件,可将意外伤害的危害减少到最小程度。

第一节 触电与雷击伤

触电与雷击伤均属于电击伤(Electrical Injury),是由于超过一定极限量的电流通过人体,造成机体局部或全身损伤、功能障碍。电击伤的电流通过延髓呼吸中枢和心脏时,可引起呼吸中枢麻痹、呼吸停止、心室纤维颤动和心脏骤停,瞬间可造成死亡或者假死。

一、主要表现

(1) 轻症者,主要表现为惊吓、四肢软弱、发麻、心悸、头晕、呼吸急促,但神志清楚,呼吸心跳自主。局部皮肤灼伤及疼痛。

(2) 重症者,神志不清,伴有抽搐、昏迷、休克,呼吸、心脏骤停或者假死现象。电击引起肌肉剧烈收缩,可致关节脱位和骨折。局部皮肤烧伤或焦化。电流通过人体,还可发生相应器官不同程度的损伤(例如肠穿孔,胆囊坏死,肝、肾、脑功能衰竭等)。雷电击伤可见皮肤血管收缩呈网状特征性图案。

二、预防知识

(1) 宣传安全用电知识,学习和掌握电击伤现场救护方法。

(2) 严格执行安全操作规程和安全用电制度,定期对线路和电器设备进行检查和维修,家用电器最好接有地线。

(3) 使用家用电器前,应仔细阅读和理解说明书,不要自行安装拆卸电器,电源插座切勿超负荷,也不要使用电源延长线,用电超负荷会引起火灾或触电。

(4) 发现电线、开关、灯头、插头等有问题时,请专业人员修理。

(5) 不能在电线上晒晾衣物。

(6) 任何人必须远离因大风雪、火灾、地震、房屋倒塌等被刮断的高压线 18 米以上。

(7) 禁止在潮湿环境下修理电器。

(8) 发现有"霹雳"的火花声时,立即关闭电源,预防触电。

(9) 雷雨时,尽可能躲避在室内或干燥地带,不要在房檐下或大树下躲雨,不要在田野中行走,不要靠近金属设备,不使用电器,包括随身听等。人体被雨淋后,皮肤电阻降低,更容易被雷击。

三、现场救护要点

(1) 在确保自身安全的前提下,即在确定电源已经被完全切断的情况下进行施救,切勿盲目施救,造成救护者不必要的伤亡。

(2) 火速切断电源,关闭电闸并立即通知相关部门或用绝缘物体(如干燥的木棍、扁担、竹竿、塑料制品、橡胶制品、皮制品等)将触电者与电源分离。

(3) 当触电者仍在漏电的运行机器上时,尽快用干燥的绝缘棉衣、棉被将伤病者推拉开。潮湿环境施救,例如浴室、洼地等,救护者要穿戴绝缘体,以防止自身触电。

（4）高压电触电的现场救护工作非常危险,除非是在确定电源已经被完全切断后,方可进行施救,否则任何人必须远离高压电缆 18 米以上。

（5）触电者自高空跌下后,常并发颅脑外伤、血气胸、内脏破裂、四肢和骨盆骨折等复合伤,应紧急医疗监护转运。

（6）呼吸心跳停止时,立即施行心肺复苏术(见第二章第二节)。现场有条件情况下,可立即施行心脏除颤术。

（7）原地呼救,求助他人帮助并紧急拨打"120"医疗急救电话,告知伤病者所在的确切地点、伤情、伤病者数及报告人的联系电话。

（8）在转送途中应继续上述救护措施,不要轻易放弃救护。

（9）电灼伤局部应就地取材合理包扎(见第三章第二节),再送医院抢救。

第二节　烧伤与烫伤

烧伤与烫伤是工农业生产、战争和日常生活中常见的意外伤害。烧烫伤可引起细胞损伤、蛋白凝固与溶解、局部组织焦化坏死。

烧烫伤可由高温、化学物品、物理辐射、放射性物质,以及日常生活中沸水、热油、蒸汽等所致。

一、主要表现

（1）轻度烧烫伤者(Ⅰ度烧烫伤),仅伤及表皮,创伤局部红、肿、热、痛,热痛感觉过敏。称为红斑性烧烫伤。

（2）中度烧烫伤者(Ⅱ度烧烫伤),伤及皮肤表皮及真皮层,创伤局部起水泡,红肿明显,热痛感觉过敏。称为水泡性烧烫伤。

（3）重度烧烫伤者(Ⅲ度烧烫伤),皮肤完全被破坏,创伤局部组织焦化,皮肤无疼痛、无弹性、无水泡。严重时可累及肌肉、神经、血管、骨骼、内脏。如累及呼吸道损伤可引起窒息。

二、预防知识

(1) 儿童烧伤更常见,家长应照管好孩子,家庭中一切温度较高的液体及其容器,如热油、热汤、热稀饭、开水瓶等应放在小孩活动区域以外和不能攀及或撞翻的安全地方,不要将小孩单独留在厨房中或火炉旁,不要抱小孩煮饭、炒菜,也不要抱着小孩吃饭,以防不慎造成烧伤烫伤。

(2) 家里不要存放有毒有害化学物质,如硫酸、硝酸、盐酸、氢氧化钠,氢氧化钾、石灰和氨水等,以免引起化学性烧伤。

三、现场救护要点

(1) 迅速脱离现场:将伤病者迅速脱离热源及烟雾现场,置于安全且通风处。先去除伤因,如迅速脱去(或剪去)被强酸、强碱污染的衣物等,以减轻后续伤害。身上起火时,不可惊慌奔跑,以免风助火旺,不要站立呼喊,以免造成呼吸道烧伤。

(2) 维护呼吸道通畅:呼吸道烧伤者,应注意口腔和鼻腔的卫生,摘下假牙,清除口鼻中泥土和异物,并随时清除口鼻中分泌物,保持呼吸道通畅;对呼吸停止者施行人工呼吸;严重烧烫伤可引起急性喉头水肿、梗阻,甚至窒息死亡,在紧急时,可用粗针头从环甲膜处刺入气管内,以保证通气,暂时缓解窒息的威胁。然后在有条件时施行气管切开。

(3) 冷却降低表面温度:去除伤因后,即刻可用大量流动的凉清水冲洗烧伤局部,降低烧伤局部表面温度。如为强碱、强酸烧伤,冲洗时间应在 20 分钟以上;如误服强碱、强酸,可服用蛋清、牛奶、稠米汤或植物油,以减轻后续伤害。

(4) 保护创面:创面应用清洁的床单或衣服简单包扎,不要弄破水泡,保护表皮,预防创面继发感染;现场也不要涂抹任何药水、药粉、药膏及其他物品,以免给入院后诊断治疗造成困难。

(5) 急送医院:迅速拨打"120"医疗急救电话,以获得烧伤科专业救治。在护送大面积或严重烧烫伤病者时,应慎防窒息、防休克、防创面污染。

第三节　溺　　水

人体淹没于水中为溺水（Drowning），水随着呼吸进入呼吸道或肺内，水中污泥、杂草堵塞呼吸道，或者因惊吓、寒冷等引起反射性喉、支气管痉挛，致使人体气体交换障碍而窒息缺氧，继之呼吸、心跳停止。

溺水者获救的成功率，关键取决于是否能得到及时、有效的现场救护。

一、主要表现

（1）溺水者常意识不清，口、鼻充满泡沫或水生杂物，呼吸、心跳微弱或停止，皮肤黏膜苍白，口唇紫绀，四肢厥冷，吃水过多腹部膨隆。

（2）海水淹溺，含高渗氯化钠的海水进入肺泡内，因渗透压的作用，致使血液中的水大量进入肺泡内，造成肺水肿，导致心力衰竭。

（3）淡水淹溺，吸入低渗淡水时，因渗透压的作用，大量淡水进入血循环，血液稀释，造成低钠、低氯血症，并可伴有血钙、血镁增高。低渗溶血时，使细胞内的钾大量进入血浆，引起高钾血症，致使心室纤维颤动，甚至造成死亡。

二、预防知识

（1）限定水上作业及游泳区域，设置醒目标志及禁令标志。

（2）不要私自到江、河里戏水。

（3）在海滩、江河、水（浴）池边等地需照管好儿童、老人。

（4）水上生产、游乐活动需穿上救生衣。

（5）游泳前，不宜进食，先做好准备运动，可以跑跑步，做做操，提高心肺功能，同时，用少量冷水冲洗一下躯干及四肢，这样可以使身体尽快适应水温，避免出现头晕、心慌、抽筋等现象。

（6）游泳时间不要过长，以免造成身体过度疲劳和肌肉无力，在水中支持不住而发生溺水。

三、现场救护要点

(1) 溺水者存活的关键因素是溺水的时间、现场实施心肺复苏的速度。立即呼救,寻求合作伙伴,能提高施救的成功率。

(2) 恢复呼吸道畅通:首先,救护者速将溺水者头部抬出水面(见图4-1),从水中救出后,就地(岸上或船上,甚至在水中)立即清除其口、鼻腔内的水、泥草、假牙等异物;将舌头拉出口外;解开衣扣、领口,以保持呼吸道通畅。

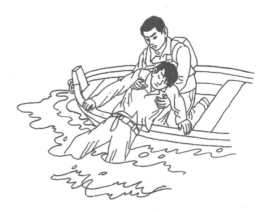

图4-1 水上救护

然后,抱起溺水者,将溺水者的腹部放在急救者半跪位的腿上,使其头部下垂,并用手平压背部使呼吸道和胃内的水倒出(见图4-2);或者抱起溺水者双腿,将其腹部放在救护者肩上,快步奔跑使积水倒出(见图4-3),时间不超过1分钟。

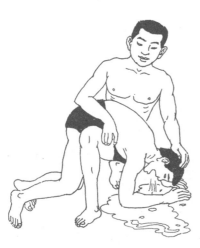

图4-2 跪位倒水

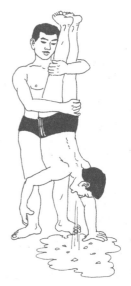

图4-3 倒立位倒水

对疑有气道异物者,应先用海氏急救法(见本章第四节)以排出气道异物。

(3) 对于呼吸停止者,立即施行人工呼吸复苏,一般以口对口吹气为最佳(见第二章第二节)。

(4) 心跳停止者,立即施行胸外心脏复苏(见第二章第二节)。

(5) 紧急呼救,拨打"120"医疗急救电话,急送医院,尽早取得高级生命支持。

(6) 在转送途中应继续上述救护措施,不要轻易放弃救护.尤其是淹溺在冷水中,由于在低温环境下,人体细胞耗氧量减少,外周血管收缩,这样可使得更多的动脉血液供给大脑和心脏,有可能会延长溺水者的生存时间,因此即使是溺水 1 小时,也应积极救护。

第四节　气道阻塞

气道阻塞(Airway Obstruction)是最紧急、最严重、威胁生命的急症,指由于各种原因造成的口、鼻、咽、喉、气管、支气管的阻塞,导致通气功能障碍,引起缺氧窒息。严重气道阻塞伤病者通常会很快死亡。

呼吸通道阻塞,氧气不能吸入,二氧化碳不能排出,氧合血液减少,面色紫绀,失去知觉。如果超过 4 分钟就会危及生命,而且即使救护成功,也常因脑部缺氧过久而致失语、智力障碍、瘫痪、"植物人"等后遗症;而超过 10 分钟,其损伤几乎不可恢复,生命难以复生。因此现场争分夺秒地有效救护,解除气道阻塞的原因,保证气道畅通是挽救生命的关键。

一、常见原因

(1) 异物阻塞气道:如糖果、果冻、花生米、黄豆、瓜子、玩具、硬币、钮扣、食块等。

(2) 呕吐物、血液、咯血可能堵塞气道。

(3) 由于面部或喉颈部外伤引起气道破裂或血肿堵塞;气道烧灼伤

后引起水肿堵塞;过敏或其他应激状态引起的喉头水肿或痉挛、舌后坠致使气道阻塞;晚期肿瘤引起气道阻塞等。

(4) 任何原因引起的昏迷都可以导致气道阻塞,并且失去气道的保护性神经反射。

二、主要表现

(1) 发病急骤,有气道阻塞的引发物。

(2) 气道完全阻塞时,伤病者不能说话、不能咳嗽、面容痛苦,没有呼吸音、鼾声和喘鸣音。但有些伤病者仍试图呼吸,用手指抓压颈部,呈吸气性喘鸣,可出现胸腹部矛盾呼吸运动。继而失去知觉、可迅速窒息死亡。

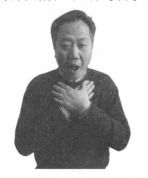

图 4 - 4 气道阻塞者典型体征——"V"字状

(3) 气道部分阻塞时,出现剧烈呛咳、喘气,张口吸气时,可听到异物冲击的高笛声。皮肤、口唇面色紫绀,呼吸音减弱或呼吸困难。

(4) 典型体征:当异物吸入气管时,由于异物吸入气道时感到极度的不适,伤病者常常不由自主地以双手呈"V"字状,紧贴于胸颈部,以示痛苦和求救(见图 4 - 4)。

三、预防知识

(1) 婴幼儿童因会厌软骨发育不成熟,功能不健全,应避免在说话、哭笑、打闹和剧烈活动时,进食或口中含物,否则容易将食物或其他物品吸入气道,导致气道阻塞,窒息。

(2) 老年人会厌部保护性神经反射退化,吞咽敏感性下降,进食时不宜太快,应细嚼慢咽,避免食物或其他物品被卡在喉部,阻塞气道,引起窒息。

(3) 因各种原因引起的呕吐物(如酒醉)、咯血(如支气管扩张),均可引发气道阻塞,应松开伤病者领扣,尽量将其置于侧卧的位置,头和身体朝向一侧,以利液体自口腔流出,防止其流入气管,阻塞气道。

(4) 普及气道异物阻塞的各种急救手法。

四、现场救护要点

(一)气道异物阻塞

1. 救护要点

(1) 气道异物阻塞常可自救或者互救。

(2) 异物阻塞在气道内可因异物流动、膨胀而加重气体交换障碍,应密切观察病情动态变化。

(3) 现场救护时须根据异物阻塞者当时的意识状态和年龄大小选用气道异物阻塞急救法。气道异物阻塞救护法有咳嗽自救法、腹部冲击法(又称海氏急救法、Heimlich 法)、手掌拍背法、胸部冲击法、胸外心脏按压法、压胸法等(见表 4 - 1)。

表 4 - 1　气道异物阻塞救护方法

意识状态	方法	成人	儿童 (1~7 岁)	婴儿 (1 岁以下)	孕妇、肥胖者
清醒	自救法	咳嗽自救法			咳嗽自救法
		椅背腹部自救法 (见图 4 - 5)			压胸法 (见图 4 - 11)
		冲击上腹部自救法 (见图 4 - 6)		手掌拍背法 (见图 4 - 9)	
		立位上腹部冲击法 (见图 4 - 7)			
昏迷	互救法	仰卧位上腹部冲击法 (见图 4 - 8)		胸部冲击法 (见图 4 - 10)	
		胸外心脏按压法 (见图 2 - 13)			

(4) 异物阻塞气道,当伤病者意识丧失,呼吸心跳停止时,可立即施行心肺复苏。

(5) 如果确定是异物完全阻塞气道,可即刻引发窒息、死亡,应立即现场采取气道阻塞急救法,力争尽快恢复气道通畅,并同时呼救和拨打

"120"医疗急救电话,千万不要自行在未经现场评估前直接急送医院(除非有可能在3分钟内将伤病者从现场送达医院急救),以免急送途中发生死亡。

2. 救护方法

1)咳嗽自救法　适用于成年人或者儿童,气道异物部分阻塞而气体交换良好(意识清醒状态)时。伤病者能说话、能咳嗽,未出现口唇面色紫绀情况下,此时救助者劝慰伤病者保持镇静,同时尽量鼓励伤病者采用咳嗽方法排出气道异物,不需作其他任何处理,密切观察伤病者病情动态变化。

2)椅背腹部自救法(见图4-5)　适用于成年人,气道异物部分阻塞而气体交换良好(意识清醒状态)时。伤病者取站立弯腰位,利用椅背作支点(或者其他物体),冲击自身腹部,使腹腔内压升高,膈肌抬高,形成胸腔压力瞬间增高,迫使肺内残留气体形成一股向上气流,使呼吸道内的异物驱出,以达到恢复气道畅通的目的。

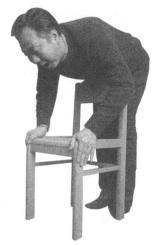 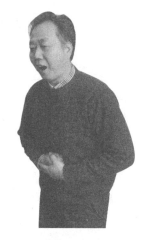

图4-5　椅背腹部自救法　　　　图4-6　冲击上腹部自救法

3)腹部冲击法(海氏急救法)　基本原理:此方法是冲击伤病者腹部和压迫两侧肺下部,使腹内压升高,膈肌抬高,形成胸腔压力瞬间增高后,迫使肺内残留气体形成一股向上气流,形成人工咳嗽,使呼吸道内的异物上移或冲出,排堵疏通,恢复气道畅通。它包括以下几种方法:

（1）冲击上腹部自救法（见图4-6）：适用于成年人，气道异物部分阻塞而气体交换良好（意识清醒状态）时。气道异物阻塞者取站立弯腰位，双手交叉按于中腹部，双手有节律性地用力冲击推压自身腹部，每次冲击推压约1秒，冲击推压动作要明显分开，可连续5～6次。

（2）立位上腹部冲击法（见图4-7）：适用于已经确定为呼吸道异物阻塞，处在轻度气体交换障碍状态、但意识清醒的成年人或者儿童。询问伤病者，征得伤病者同意后，取立位，救护者站在伤病者背后，使伤病者弯腰，头部前倾呈气道打开状态，以双手臂环绕其腰。一手握拳，使拇指倒顶住其腹部正中线肚脐2厘米上方处；另一手掌紧握在握拳之手上，用力向伤病者腹腔内偏上方向冲击挤压，有节律性地将拳头压向伤病者腹部，连续5～6次，每次大约1秒。

注意以上每次冲击性挤压应是独立的、有力的、有明显分离的动作，注意施力方向，并应防止施力过大、过蛮，造成胸部和腹内脏器损伤。

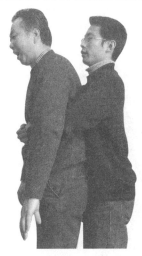
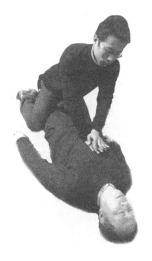

图4-7　立位上腹部冲击法　　　图4-8　仰卧位上腹部冲击法

（3）仰卧位上腹部冲击法（见图4-8）：适用于已经确定为呼吸道异物阻塞，处在气体交换障碍引发的昏迷不醒状态下的成年人或者儿童。此时情况紧急，伤病者往往不能说话、不能咳嗽，口唇面色紫绀，呈窒息状态，随时都可死亡。

将气道异物阻塞者置于仰卧位,使之仰头抬颈、呈气道打开状态,检查和取出口腔中可见的异物(包括假牙)。救助者将双拳放置于伤病者腹部正中线肚脐 2 厘米上方,快速向腹腔内偏上方向冲击,有节律性地将拳头压向伤病者腹部,以每次大约 1 秒、连续 5~6 次为一周期检查一次口腔,掏取口腔中可见的堵塞物。采用仰卧位上腹部冲击法 2~3 个周期后,如果伤病者未能缓解,救护员可跪于伤病者一侧肩与腰之间位置,进行人工呼吸,先吹气两次,观察伤病者胸廓是否随吹气起伏,如果胸廓随吹气没有起伏,表明气道阻塞或者可能气道未打开,调整使其仰头抬颈、呈气道打开状态。如果胸廓随吹气没有起伏,立即施行胸外心脏按压 30 次(详见第二章第二节),再检查口腔是否有堵塞物,若有进行去除,继续施行心肺复苏,直至医务人员到场或者伤病者生命体征恢复。

注意以上每次冲击应是独立、有力的动作,注意施力方向,并应防止胸部和腹内脏器损伤。

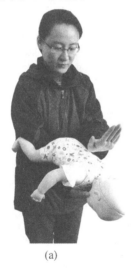
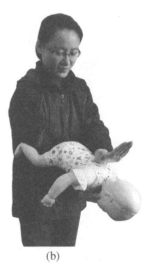

(a)　　　　　　　　　　　　　(b)

图 4 - 9　手掌拍背法

4)手掌拍背法(见图 4 - 9)　适用于已经确定气道异物阻塞引起气体交换障碍时,年龄小于 1 岁的婴儿。将伤病者身体俯伏在救助者的前臂上,头部朝下。救助者用一只手掌支撑伤病者下颌及头部,使头部轻度后仰,保持气道通畅的位置;用另一手掌掌根在伤病者的背部两肩胛骨之间拍击5～6次,大约每秒拍击一次。拍击后,注意检查口腔中是否有异物驱出,可用小手指掏取可见异物。如果伤病者气体交换发生障碍未缓解,可重复上法。

5)胸部冲击法(见图4-10) 适用于已经确定气道异物阻塞引起气体交换障碍时,年龄小于1岁的婴儿。将伤病者身体仰卧在救助者的前臂上,头部朝下。救助者用一只手掌支撑伤病者头及颈部,使头部轻度后仰,保持气道通畅的位置;用另一手的两指置于伤病者胸骨下1/2处,垂直按压5次,按压深度1～2厘米左右,应注意避免按压胸骨最下部的剑突,以免损伤内脏。检查口腔,可用小手指掏取可见异物。如果伤病者气体交换发生障碍未缓解,可重复上法。

6)胸外心脏按压法 见第二章第二节。

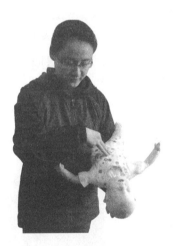

图4-10 胸部冲击法

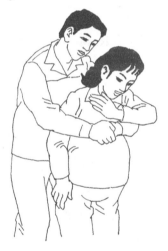

图4-11 压胸法

7)压胸法(见图4-11) 适用于已经确定气道异物阻塞引起气体交换障碍的过于肥胖者或孕妇。询问伤病者,征得伤病者同意后,取立位,使其弯腰,头部前倾呈气道打开状态;救护者站在伤病者背后,双手臂环绕其胸;双手置于胸骨中下半部处,用力向伤病者胸部内冲击挤压,每次冲击挤压节律约为1秒,连续5～6次。注意以上每次冲击性挤压应是独立的、有力的、有明显分离的动作,注意施力方向,并应防止施力过大、过蛮,造成胸骨和内脏器损伤。

（二）其他原因气道阻塞

（1）各种原因导致的昏迷，均可出现舌后坠而造成气道阻塞，应立即采用下颌推起手法打开气道，使伤病者头部充分后仰而使舌根部抬起，离开咽后壁，从而使得气道通畅，继而施行心肺复苏。

（2）如果因肺结核、肺癌、支气管扩张等咯血发生窒息者，应迅速体位引流，立即取头低脚高体位，轻拍背部，以利血块排出，并尽快用手指清除口、鼻、咽、喉部血块等异物，恢复气道畅通。

（3）现场救护同时，立即拨打"120"医疗急救电话，急送医院抢救。

第五节　狗咬伤与狂犬病

狂犬病（Rabies）是由狂犬病病毒所致的急性传染病，人兽共患，常见于犬、狼、猫、蝙蝠等肉食动物（见图4－12），人多因被病兽咬伤而感染发病。在现实生活中，有时很难区分病兽与健兽，家犬可成为无症状携带者，携菌率大约在10％～25％，因此不管是病兽，还是貌似"健康"的肉食动物抓舔咬吻了人体，均应紧急处置，阻断和减少狂犬病病毒对人体局部组织侵入、繁殖、扩散，进而侵犯中枢神经系统。

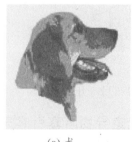 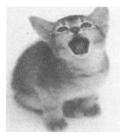 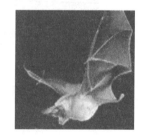

（a）犬　　　　　　（b）猫　　　　　　　（c）蝙蝠

图4－12　狂犬病常见的传染源

近几年来，"宠物热"使一些地区狗咬伤的病例屡见不鲜，狂犬病发病率急骤上升。目前，狂犬病所致死亡人数已跃升为我国内地法定报告传染病之首。

狂犬病潜伏期（从咬伤至发病）长短不一，平均为两个月左右，少数病例潜伏期超过一年,甚至六年以上。一旦被狂犬病病毒感染致病,死亡率接近100%,因此,伤口的现场紧急处理极为重要。

一、主要表现

（1）被病兽抓舔咬吻后,伤口局部有麻、痒、痛、蚁走感等感觉异常表现。

（2）早期,病毒通过伤口进入人体,出现周身不适、低热、头枕部疼痛、恶心、乏力等,酷似"感冒"。

（3）后期,大脑感染病毒,出现一系列神经兴奋与麻痹症状,主要有恐惧不安,对声、光、风、痛较敏感。恐水怕风、咽肌痉挛、进行性瘫痪是

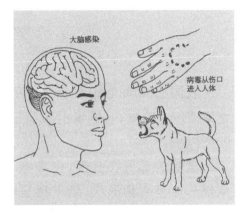

图4-13 狂犬病的表现

狂犬病特殊的临床表现。伤病者主要因呼吸、循环衰竭而死亡（见图4-13）。

二、预防知识

（1）管理传染源,宠物应按时接种疫苗。

（2）人被病兽抓咬伤后,应在现场立即处理,重在预防。

（3）人被病兽抓咬伤后,应及早、全程、足量注射狂犬疫苗。

三、现场救护要点

（1）就地清洗伤口:立刻用20%肥皂水不断冲洗、擦拭或者用大量流动的清水（10 000毫升以上）冲洗、擦拭伤口局部20分钟。同时,用力挤出污血。其目的是清除病兽唾液,阻断其进入人体血液循环,以减少狂犬病病毒对人体的侵袭。

（2）先清洗,再止血:伤口出血,应遵循先清洗、后止血原则。伤口较深者可用导管伸入,以肥皂水持续灌注清洗以求去除犬涎。

（3）伤口一般不宜缝合或包扎。

（4）送医急治,进一步处置伤口,应及早、全程、足量注射狂犬疫苗免疫接种及进行抗狂犬病免疫血清治疗。

第六节　毒蛇咬伤

我国已知有毒蛇近 50 种,每年大约被蛇咬伤者高达 10 万人次,死亡率 5%～10%,有剧毒的眼镜王蛇(见图 4 - 14(b))咬伤的死亡率可达 90%以上。

毒蛇的毒器在头部,由毒腺、毒牙和排毒腺导管三部分构成。毒蛇头部一般呈三角形状,躯干部呈长筒状。蛇毒液的毒作用机制复杂,主要有神经毒、血液毒、肌肉毒等。

毒蛇咬人(Snake Bite),将毒液注入咬伤的伤口,经淋巴液和血液循环扩散,引起局部和全身中毒,威胁生命。

一、主要表现

依据不同种类毒蛇的毒液作用,主要表现有:

（1）神经毒:主要由银环蛇、金环蛇、眼镜蛇分泌。具有神经肌肉传导阻滞作用,引起肌肉瘫痪。侵害呼吸肌时,引起呼吸肌麻痹,以致呼吸衰竭。

局部症状不明显,牙痕小,仅有麻痒感。全身 1～3 小时内出现全身中毒症状,可有头晕、视力模糊、眼睑下垂、流涎、声音嘶哑、言语和吞咽困难、肢体瘫痪、惊厥、昏迷、休克、呼吸衰竭等。

（2）血液毒:主要由五步蛇(见图 4 - 14(a))、蝰蛇、竹叶青蛇分泌。包括溶血毒、凝血毒、抗凝血毒、出血毒、心脏毒、纤维蛋白溶解毒等。血液毒吸收后,随着血循环引起细胞及组织肿胀、溶解、变性、坏死,出凝血功能紊乱,心律失常,以致心脏骤停,全身衰竭。

局部症状明显,疼痛、肿胀可迅速蔓延到整个肢体,伴有出血、水泡和组织坏死等。出现畏寒发热、恶心呕吐、心慌气短、心律失常、烦躁不安、出血倾向、血压下降、循环衰竭、心脏骤停等。

（3）肌肉毒：主要由毒海蛇分泌。除具有神经毒作用外，还有对横纹肌有严重破坏作用。主要引起急性肾功能衰竭、严重心律失常、周围型呼吸衰竭、猝死。愈后恢复期较长。

（4）混合毒：主要由眼镜蛇、眼镜王蛇（见图4-14（b））、蝮蛇、海毒蛇分泌。咬伤后，很快出现呼吸衰竭、循环衰竭、肾功能衰竭、严重出血倾向等。

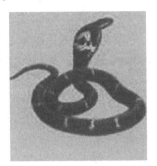

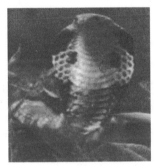

(a)五步蛇　　　　　　　　　　　(b)眼镜王蛇

图4-14　两种头部呈三角形状的毒蛇

二、预防知识

（1）野外、夜晚作业和活动时，应穿着长袖衣、长裤、厚靴、厚帆布绑腿，并戴好帽子。

（2）夜行时，应持手电筒照明，并持竹竿在前方左右打草将蛇赶走。

（3）野外露营时，应将宿营地附近之长草、泥洞、石穴清除，以防蛇类躲藏。

（4）熟悉各种蛇类特征及毒蛇咬伤急救方法。

三、现场救护要点

（1）保持冷静：被毒蛇咬伤后，千万不可以惊慌、大声惊呼、乱跑奔走求救，这样会加速毒液吸收和扩散。尽可能辨识咬人的蛇有何特征。

伤病者不可食用酒、浓茶、咖啡等兴奋性饮料,兴奋性饮料也会加速毒液吸收和扩散。

（2）立即缚扎：用止血带或橡皮带缚扎于伤口近心端上5～10厘米处,如无止血带可用毛巾、手帕或撕下的布条代替。缚扎时不可太紧,也不可太松,应可通过一指,其程度应以能阻断淋巴和静脉回流为宜,减少毒液吸收和扩散。缚扎后,一般每间隔1小时放松一次即可（每次放松30秒至1分钟）。同时视实际状况而定,如果伤处肿胀迅速扩大,要检查是否绑得太紧,应缩短缚扎放松的间隔时间,以免引起组织坏死。

（3）切开伤口,排除毒液：在将伤口切开前,必须先用肥皂水或清水清洗伤口。用消毒刀片或利器在毒蛇咬伤牙痕处作长1厘米的"十"字型切口,以利排毒。同时,可用吸吮器负压吸引将毒血吸出。救护者宜避免直接以口吸出毒液,若口腔内有伤口可能引起中毒。

（4）立即送医：毒蛇咬伤后,应分秒必争送至有抗毒蛇血清的医疗单位接受救治。急救途中可用蛇药片（如南通季德胜蛇药片等）口服,或将蛇药片用清水溶成糊状涂在创口四周。

第七节　蜂蜇伤

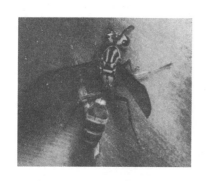

图4-15　毒性较大的毒蜂之一
——胡蜂

野外作业或野游时如果被蜂（见图4-15）蜇伤（Bee Sting）,不要以为不会产生严重后果而掉以轻心,应引起重视。假如有些蜂毒进入血液循环,可发生严重过敏反应,出现荨麻疹、喉头水肿、支气管痉挛等,可因过敏性休克、血压下降、窒息而致命。因此,蜂蜇伤也是一种常见的可威胁生命的急症。

蜇人毒蜂种类很多,其腹部末端有一对毒螯和一根毒刺,其毒液的成分复杂,可含有神经毒素、溶血毒素等,蜜蜂蜇人后,还可将毒刺留于蜇伤处。

一、主要表现

(1) 轻症者:伤口有剧痛、灼热感,有红肿、水疱形成,1～2 天自行消失。

如被蜂群蜇伤多处后,可有发热、头晕、恶心、烦躁不安、痉挛及昏厥等症状。

(2) 过敏者:可出现麻疹、口唇及眼睑水肿、腹痛、腹泻、呕吐,甚者喉水肿、气喘、呼吸困难等。

(3) 重症者:出现少尿、无尿、心律失常、血压下降、出血,昏迷等症状,甚至因呼吸、循环等多器官功能不全或者衰竭而死亡。

二、预防知识

(1) 不要随意捅马蜂窝。

(2) 野外活动,应穿长袖长裤,必要时佩戴面罩。

三、现场救护要点

(1) 被蜂蜇伤后,其毒刺有时会留在皮肤内,先用肥皂水或清水清洗伤口,消毒伤口,再用消毒针将叮在皮肉内的断刺剔出,以减轻毒性反应。

(2) 蜂蜇伤局部可用南通季德胜蛇药以温水溶后涂在伤口周围。

(3) 被蜂蜇有过敏反应甚至休克者,应及时就医。

(4) 全身中毒症状明显者,按照本章第六节"现场救护要点"处置。

第五章

常见急症救护

急症是疾病的一种急性表现,处置不当往往可危及生命。本章节主要介绍日常生活中常见急症的临床表现、预防知识和现场救护要点,旨在现场"第一目击人"在第一时间救护处置得当,并及时送往医院。

第一节　猝　死

猝死(Sudden and Unexpected Death)属于出乎意料的自然死亡,一般指平时貌似健康的人,因潜在的自然疾病突然发作或恶化,而发生的突然死亡。

猝死者往往平常认为自己身体硬朗,较少病痛,他们也对自己的身体体质比较自信,但很多人最终发生猝死,这与他们自身隐藏的心脑血管疾病没有被及时发现或忽略了治疗有关。

在人口总死亡中,大约有20%为突然死亡,其中95%以上猝死发生地在医院外,如家中、路上、会议室或公共场所。尸体解剖发现,心血管结构性异常和病损是引发猝死最常见病因。

急性心肌梗死、心律失常、脑卒中、肺栓塞、急性坏死性胰腺炎、毒品和某些药品过量是最常见猝死的原因。

一、主要表现

(1) 意识突然丧失、短阵抽搐。

（2）大动脉（如颈动脉、肱动脉和股动脉）搏动消失。

（3）呼吸断续或者停止。

（4）昏迷，死亡。

二、预防知识

（1）定期参加健康体检，筛查高危因素。

（2）积极治疗原发疾病，规范治疗高血压、冠心病、心肌梗死、心律失常，预防猝死高危因素。

（3）注意劳逸结合，调适竞争性压力，倡导健康可持续性的生活方式。

三、现场救护要点

（1）迅速判断，实施心前捶击复律。一旦心脏骤停，而现场无心电监护仪和自动除颤仪，应坚定地予以心前区捶击：举空心拳距胸骨20～30厘米，捶击伤病者胸骨中下 1/3 处，连续捶击 1～2 下（见图5－1）。然后扪及伤病者大动脉（如颈动脉、肱动脉和股动脉），确定心跳和大动脉搏动是否恢复，如大动脉仍无搏动可重复心前捶击复律一次。

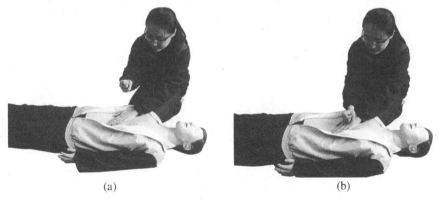

(a) (b)

图 5－1　胸外捶击

（2）迅速施行除颤复律（有条件情况下）。成年人心脏骤停时的心律主要是心室颤动，严重影响心室的排血功能，如果3～5分钟内不予治疗可造成血液循环停止、低血压、充血性心力衰竭，逼近死亡。如果现场有条件可即刻使用自动体外除颤器(见第二章第三节),旨在迅速恢复有效心律,恢复有效血液循环,提高心脏骤停、猝死救护的成功率。

(3) 迅速施行心肺复苏。现场遇见突然意识丧失伴有大动脉搏动消失、呼吸停止者,即刻施行心肺复苏(见第二章第二节)。

(4) 紧急呼救。迅速呼喊周边同伴或者应用现代通信设备,拨打"120"医疗急救电话。

(5) 急送医院,迅速而不间断地施行救护。在组织急送医院过程中,要继续实施心肺复苏,挽救生命,恢复伤病者的自动心脏搏动和呼吸。

第二节　脑卒中

脑卒中(Stroke)又称脑中风,脑卒中源于血管性病损,是指脑部某个区域内病损的血管突然堵塞或梗死(缺血性中风:短暂性脑缺血发作、脑血栓、脑栓塞),或者脑部某区域内病损的血管破裂(出血性中风:脑溢血、蛛网膜下腔出血),引起脑功能损害和神经症状的一组临床症候群(见图5-2)。

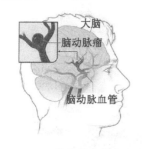
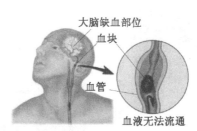
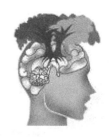

(a)脑血管异常　　　(b)脑血管病损堵塞　　　(c)脑血管破损出血

图5-2　脑卒中

随着年龄的增长,脑卒中的危险性持续增加。高血压、心脏病、糖尿病、吸烟、酗酒、血脂异常、无症状性颈动脉狭窄、肥胖及代谢综合征等是脑卒中发生的高度危险因素。

脑卒中发病急,病死和病残率非常高,目前是我国城乡居民死亡的第二大原因。脑卒中现场救护至关重要,若不得法,则会加重病情。

一、主要表现

脑卒中的临床表现主要依据病损的部位、累及的范围、时间和伤病者的全身情况而定。常见的主要特征性表现是,伤病者肢体瘫痪、失语、昏迷。

(一)脑血栓

通常发生在睡眠后或安静状态下。发病前,可有短暂脑缺血,如头晕、头痛、突然不会讲话,肢体发麻、感觉沉重等。发病后,往往在早晨起床时突然觉得半身不听使唤,神志多数清醒,脉搏和呼吸明显改变,逐渐发展成偏瘫、单瘫、失语和偏盲等。

(二)脑溢血(原发性脑出血)

多见于 50 岁以上高血压伤病者。起病急骤,且白天活动时多见,伤病者常常倒在卧室、厕所或其他场合。一般在发病前无预感,发病又常与情绪激动、过量饮酒、过度劳累及寒冷季节相关。绝大部分伤病者,因血压突然升高而导致脑血管破裂。起病初,出现剧烈头痛伴频繁呕吐,严重的可伴有胃出血、呕吐,呕吐物为咖啡色。在数分钟到数小时内病情发展到高峰,伤病者突然昏倒后,迅即出现昏迷、面色潮红、口眼歪斜和两眼向出血侧凝视、肢体瘫痪、握拳、牙关紧闭、鼾声大作,或面色苍白、手撒口张、大小便失禁等。

少数人在发病数小时前,有头晕、头痛、短暂的手脚行动不便、言语含糊或短暂性意识模糊等先兆症状。

二、预防知识

(1) 充分认识控制脑卒中的高度危险因素及选择可持续性健康生活方式的重要性、有效性和经济性,并持之以恒自觉执行,定期评估。已知可控制的脑血管病高危因素有:肥胖、高血压、糖尿病、血脂异常、房颤、心肌梗死、无症状性颈动脉狭窄、吸烟、不良生活方式等。

（2）综合治理、非药物治疗（治疗性矫正不良生活习惯和方式）和药物治疗一个都不能偏废。预防为先，切勿只看重近期的应急治疗而应坚持长期的综合性治疗。

（3）控制高血压、控制高血糖、调节血脂、减肥和治疗其他并存疾病，树立整体综合治疗观念。

（4）已有脑血管事件发生的伤病者，应采取预防再次发作的措施。

（5）中风伤病者应尽早采取完善的康复措施，减少残疾，最大限度地提高伤病者的生活质量。

三、现场救护要点

（1）发生脑卒中时，劝慰伤病者保持安静，如果在浴室、厕所等地，就地就近转移到易于救护处置的地方，室内保持安静暖和。

（2）伤病者必须绝对安静卧床（脑溢血病人头部可稍垫高），松开领扣，头和身体朝向一侧，防止呕吐物、口腔分泌物等异物（假牙）误入气管，同时注意及时清除口腔内呕吐物、分泌物，以保持呼吸道通畅。

（3）密切观察病人生命体征（脉搏、呼吸、血压）变化，同时要避免强行搬动病人，尤其要注意头部的稳定，以免造成病情加重。

（4）中风伤病者咽部可能麻痹，应限制进食。

（5）伤病者出现大、小便失禁时，应就地处置，不要移动上半身。

（6）即刻拨打"120"医疗急救电话，急送就近医院救治。

第三节　心　绞　痛

心绞痛（Angina Pectoris）是由于供应心脏血液和营养的冠状动脉发生急剧的、暂时的缺血与缺氧，引起心脏细胞功能异常的临床综合征。其特征是阵发性的胸前区压榨性疼痛，常发生在劳动、寒冷环境或者情绪激动时，胸痛持续时间大多为 5～15 分钟，经休息或服硝酸甘油可逐渐减轻缓解。它往往是冠状动脉粥样硬化心脏病（冠心病）最常见的一种临床表现或首发症状。

如果心绞痛致病因子未能去除,又未获得救护,形成持续而严重的心肌缺血与缺氧可导致不可逆转的细胞损伤和心肌坏死,临床称为心肌梗死。

一、主要表现

(1)突然发生胸骨中部或其临近部位紧缩、沉重、烧灼和压榨性疼痛与窒息感觉,疼痛和不适可放射至心前区、左上肢或双侧上肢等部位(见图5-3),伴有冷汗,持续时间为几分钟,经休息或服硝酸甘油可逐渐减轻缓解。可间断性、反复性发生。

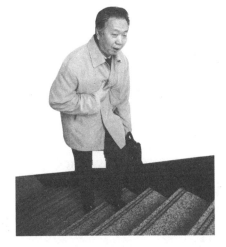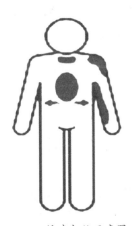

(a)冠心病者上楼时心绞痛状态　　(b)心绞痛部位示意图

图5-3　心绞痛的表现

(3)不典型者可在胸骨下段、上腹部或心前压痛。有的仅有放射部位的疼痛,如咽喉发闷、下颌疼、颈椎压痛。

(4)相关症状包括呼吸困难、恶心、出汗、头晕、心慌等,有时伴有濒死感觉。老年人症状常不典型,可仅感胸闷、气短、疲倦。老年糖尿病人甚至仅感胸闷而无胸痛表现。

(5)新发心绞痛伤病者,大部分并未有"确认"心脏病史。

二、预防知识

(1) 劳逸结合,避免劳心、体力劳累;心平气和,避免情绪激动;心理平衡,调适竞争性压力;平衡膳食,注意营养,清淡饮食,禁忌饱食。

(2) 注意寒流季节变化,防风保暖。

(3) 治疗可诱发和加剧心肌缺血的相关疾病,例如贫血、各种感染、甲状腺功能亢进、心律失常等。

(4) 控制与动脉粥样硬化相关的危险因素,包括血脂蛋白异常、高血压、糖尿病、肥胖、缺少体力活动、吸烟等。

(5) 有心脑血管疾病、糖尿病、高脂蛋白血症、动脉粥样硬化家族史,应定期监测,及早预防与治疗。

三、现场救护要点

(1) 伤病者应保持平静,情绪烦躁可加剧心肌缺血。

(2) 限制活动,伤病者半坐卧或平卧,减轻心肌耗氧负荷。

(3) 帮助病者处于疼痛最轻的体位,解开衣领和腰带。

(4) 有条件时,即刻用硝酸甘油片舌下含服;给以吸氧,以缓解心肌缺血及症状。

(5) 争取在第一时间送往有心脏专科的医院急诊,不得贻误,延误可导致心肌细胞不可逆死亡、心肌梗死。

(6) 如果出现心脏骤停,开始施行心肺复苏。

第四节　急性心肌梗死

急性心肌梗死(Acute Myocardial Infarction,AMI)是指在冠状动脉发生病变的基础上,由于供应营养的心脏三根主要动脉中一处或多处发生急剧的、持久的严重缺血缺氧或供血中断,造成相应部位心肌细胞不可逆转的细胞损伤和心肌坏死,导致的心脏结构、心脏血液动力学、心脏功能异常和心律失常(见图 5-4)。

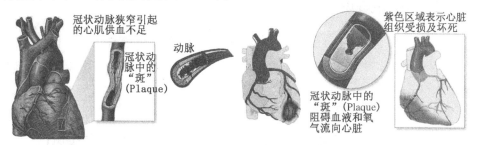

(a)冠状动脉病损　　　(b)血管阻塞　　　(c)心肌血供中断

图 5-4　心肌梗死发生原因

临床最先出现的症状、疼痛部位和性质与心绞痛类似,但持续的时间长,程度严重,并出现急性循环功能障碍。

AMI 院前现场救护的基本任务是帮助 AMI 伤病者安全、迅速地转运到医院,以便尽早开始再灌注治疗。

一、主要表现

(1) 典型缺血性胸痛部位:疼痛通常在胸骨后或左胸部,可向左上臂、颌部、背部或肩部放散。

(2) 不典型缺血性胸痛部位:有时疼痛部位不典型,可在上腹部、颈部、下颌等部位。

(3) 缺血性胸痛持续时间:疼痛常持续 20 分钟以上,亦可持续几个小时;含服硝酸甘油片后胸痛不能缓解。

(4) 缺血性胸痛性质:通常呈剧烈的压榨性疼痛或紧迫、烧灼感。

(5) 缺血性胸痛伴有症状:常伴有呼吸困难、出汗、恶心、呕吐或眩晕等。

(6) 其他表现:应注意心肌梗死非典型疼痛部位、无痛性心肌梗死(25%左右)和其他不典型表现。女性常表现为不典型胸痛,而老年人更多地表现为呼吸困难。

(7) 严重病例:可发生休克、心力衰竭、心律失常、心搏骤停,甚至猝死。

二、预防知识

(1) 学习与掌握心肌梗死现场救护基本知识与技能。

(2) "三大注意",避免可诱发和加剧心肌耗氧增加与心肌缺血的相关因素:

注意气温变化,经常收听天气预报。寒流季节是心肌梗死好发时段,寒冷可激发冠状动脉痉挛,加上动脉粥样硬化导致内皮损伤,在血小板聚集后形成血栓,供血中断,因而导致心肌梗死发生。采取防风保暖措施,外出佩戴围巾帽子。

注意体力消耗,避免剧烈运动、过重的体力劳动、劳累。

注意减轻压力,心情愉悦,避免情绪激动、精神紧张。

(3) 治疗可诱发和加剧心肌缺血的相关疾病,例如贫血、各种感染、甲状腺功能亢进、心律失常等。

(4) 已患有冠心病、心绞痛的病人,要随身备有硝酸甘油片。一旦发生心肌梗死先兆症状时,应立刻停止任何主动活动和运动,舌下含服硝酸甘油片,呼救他人帮助,并须急诊治疗,不要贻误或延误救治。

(5) 积极控制与动脉粥样硬化相关的危险因素(好发因素),包括血脂蛋白异常、高血压、糖尿病、肥胖、缺少体力活动、吸烟等,并必须持之以恒。

(6) 有心肌梗死、脑卒中、糖尿病、高脂蛋白血症、动脉粥样硬化家族史者,应定期监测,及早预防。

三、现场救护要点

(1) 伤病者停止任何主动活动和运动即刻卧床休息;劝慰伤病者保持平静,情绪烦躁可加剧心肌缺血。

(2) 有条件时,即刻用硝酸甘油片(0.6毫克)嚼碎后舌下含服,每5分钟可重复使用;给以吸氧,以缓解心肌缺血及症状。

(3) 解开衣领和腰带,帮助伤病者处于胸痛最轻的体位,可以缓解进一步心肌缺血及症状。

（4）拨打"120"医疗急救电话,尽快在第一时间送至医院急救。

（5）如果出现心脏骤停,呼吸、循环衰竭,开始施行心肺复苏。

第五节　昏　迷

昏迷(Coma)即意识活动丧失,是最严重的意识障碍。

颅内病变和代谢性脑病是常见的两大类病因。常见颅内病变有脑卒中、高血压脑病、蛛网膜下腔出血、癫痫、脑震荡、脑外伤等;常见代谢性脑病有严重糖尿病、尿毒症、甲亢危象、肝硬化肝功能衰竭、中毒、中暑、电击伤、溺水、高原性昏迷、感染性脑病等。

一、主要表现

（一）浅昏迷

伤病者意识活动大部分丧失。无自主运动,对光、声刺激无反应。对疼痛刺激尚可出现痛苦表情或肢体退缩等防御反应。角膜反射、瞳孔对光反射、眼球活动、吞咽等脑干反射可存在,伤病者呼吸、脉搏、血压等生命体征平稳。

（二）深昏迷

伤病者意识活动完全丧失。病人对外界各种刺激均无反应,即使是伤害性刺激的防御性反射也消失,肢体常呈弛缓状态,常有尿失禁、脉速、血压下降、呼吸频率与节律异常等症状。

二、现场救护要点

（1）判断意识丧失的病因,评估昏迷程度。重点观察伤病者的呼吸、脉搏、血压、体温等生命体征和气道通畅情况。

（2）保持呼吸道通畅,将伤病者头部偏向一侧,以防呕吐物误吸,堵塞呼吸道,引起窒息。

（3）清除伤病者口、咽、鼻部分泌物或异物(如假牙),保持呼吸道通畅。

（4）有条件时即可予吸氧。

（5）严密观察病情进展，加强护理，防止伤病者突然坠地，引起损害。

（6）拨打"120"医疗急救电话，急送临近医院抢救治疗。

第六节　休　克

"休克"（Shock）一词是个外来语，用来表示受到突然的严重打击。是指由于多种原因引起的全身细胞急性缺氧，是一种可危及生命的状态。其特征为血液对组织供血不足、组织缺氧、代谢紊乱、血压下降，导致循环衰竭。如未能获得及时有效的抢救，常可危及生命。

引起休克的主要原因有广泛性外伤、大面积烧伤、大出血（包括内出血，例如胃或肠溃疡出血、血管破裂、宫外孕、肝脾破裂等）、中毒、严重创伤、过敏反应、失水、严重感染（败血症、严重腹泻等）、心肌梗死、大块肺栓塞、急性胰腺炎等。

一、主要表现

面色苍白、四肢发凉、出汗、口渴、软弱无力、意识模糊、心跳加快、脉搏细弱、血压下降，呼吸急促，很快进入昏迷，危及生命。

二、预防知识

（1）针对病因，采取相应的综合性预防措施，目的是保护和提高伤病者机体调节代偿能力。

（2）对外伤、骨折部位要稳妥固定，以防剧痛引发或加重休克。

（3）活动性大出血者要确切止血，并密切观察，以防出血性休克。

（4）积极控制和治疗原发疾病，防止休克发生。

三、现场救护要点

（1）评估病因，对因处置。

（2）松懈病人衣扣，让病人平卧，将伤病者头偏向一侧，防止呕吐物吸入，保持呼吸道通畅。

（3）不要随意搬动或扰动病人。稍微抬高下肢以利血液回流心脏；如为心源性休克伴心力衰竭者，则应取半卧位；头部受伤、呼吸困难或肺水肿者可稍微提高床头。

（4）出血性休克，应立即止血（见第三章第一节）。

（5）保暖御寒，现场如有条件可给予吸氧。

（6）不要经口进食，以防误入呼吸道引起窒息。

（7）拨打"120"医疗急救电话，急送临近医院抢救治疗。

第七节 昏 厥

昏厥（Syncope，亦称晕厥，俗称昏倒）是一种突发性、短暂性的急性脑缺血缺氧，引起一过性意识丧失、肢体姿势性张力丧失而跌倒的一种有伤害性的急症。昏厥约有1/3病例可重复发生。

引发昏厥的原因主要有两大类：功能性（原因不明性）与器质性昏厥。

功能性（原因不明性）昏厥：常见于体质虚弱或血管神经功能不稳定的伤病者。由过度紧张、恐惧、焦虑、晕针、见血、创伤、剧痛、闷热、疲劳等刺激因素引发，又称血管抑制性昏厥。体位性昏厥、排尿性昏厥也属此大类。

器质性昏厥：多见于心脑血管结构性异常，引起心搏出量急骤降低，如冠心病、房室传导阻滞、室性阵发性心动过速、心动过缓、心肌梗塞、心脏瓣膜病变、一过性脑缺血、癫痫、心脏起搏器问题等。

其他原因昏厥：包括出血性昏厥、药物过敏性昏厥、代谢性昏厥（如低血糖）、颈动脉窦过敏性昏厥等。

一、主要表现

（1）典型表现是突然昏倒、一时性意识丧失，但无抽搐现象。

（2）晕厥发生前和失去正常肢态前，在伤病者直立时，可有虚弱、头昏、头晕、眼前发黑、心慌、出汗等症状。

（3）功能性昏厥，绝大部分原因不明，昏厥发生常与环境、情绪有关。

（4）器质性昏厥，90％以上为心源性昏厥，先兆表现可有心悸。

（5）突然昏倒可引起继发性伤害，如皮损、出血、骨折、脑震荡等。

二、预防知识

（1）重点在于病因治疗和预防发作，定期参加健康体检，治疗已知的心脑血管等疾病。

（2）对既往因昏厥而引起外伤的伤病者，应寻找昏厥原因，以预防再发生昏厥。

（3）避免令人不悦的生理或情感因素的刺激，加强健身，增强体质。

（4）老年人、糖尿病者、感觉神经功能减退者，起立时和活动幅度不宜太猛太快，以防体位性昏厥而引起伤残。

（5）提防昏厥引起的伤残。

三、现场救护要点

（1）一旦发生昏厥，不要惊慌失措，镇静处理。

（2）解开衣领和腰带，取头高脚低姿势的平卧位，维护病人呼吸道通畅。

（3）紧急搀扶，缓慢躺下，预防和避免突然昏倒而引起的伤残。

（4）注意保暖和安静，保持室内空气清新。

（5）如果为心源性、血管性、出血性、过敏性引起的昏厥，拨打"120"医疗急救电话，急送临近医院急救治疗。

第八节　癫　痫

癫痫(Epilepsy,俗称羊癫风、羊角风、抽风),是一种由多种原因引起神经元突然放电所导致的短暂性脑功能紊乱的慢性疾患。其特征是发作性、复发性神智情感方面障碍和自然缓解性。发作间歇病人一切正常。癫痫发作时的突然意识丧失可能造成意外伤害,癫痫持续状态可危及生命。

一、主要表现

(1) 根据大脑异常放电的部位和扩散的范围不同,可发生短暂的运动、感觉、意识、行为及植物神经系统等不同的神智情感方面障碍,但是不伴有发热。

(2) 大发作时,病人常突然神志丧失,发出一声像"羊羔"一样的叫声而摔倒在地,两眼发直、瞳孔散大、头后仰、肢体强直,全身肌肉有节律性抽动,常咬破舌头、口吐白沫,可伴有大小便失禁,甚至窒息死亡。

(3) 病人清醒后,对发作过程不能回忆,全身疼痛、乏力。个别病人在恢复期有狂燥、乱跑、乱叫、打人毁物等情况发生。

(4) 癫痫阵挛期,肌肉剧烈收缩,头颈过度后仰,下颌过张,可造成颈椎压缩性骨折,或下颌脱臼,或其他长骨骨折,甚至颅内血肿等。

(5) 癫痫发作呈持续状态时,伤病者始终处于昏迷,可引起窒息及脑缺氧,甚至脑功能衰竭而死亡。

(6) 少数伤病者在癫痫发作后还可能出现精神失常。

(7) 因发作时,突然不自主地跌倒,常易造成外伤、交通事故、溺水死亡等意外伤害。

(8) 脑电图检查呈癫痫样特征性图像。

(9) 继发性癫痫的表现还与原发疾病有关。

二、预防知识

（1）如果发生神智情感方面的问题,请专科医师诊断。伤病者应遵医嘱,坚持正规抗癫痫治疗。

（2）伤病者和家属都要正确对待疾病,树立战胜疾病的信心,保持乐观情绪,避免恼怒,消除恐惧和自卑心理。

（3）对癫痫自动症或者精神异常症状者,在发作时应防范其自伤、伤人或毁物。

（4）进行定期产前检查,预防胎儿头部产伤,预计生产过程不顺利,应及早剖腹取胎,这样可以避免因缺氧、窒息、产伤引起婴儿日后患癫痫。

（5）高热惊厥、感染性脑病、脑外伤、脑卒中均可引发癫痫样发作。

（6）伤病者生活要有规律,按时作息,避免过劳。

（7）因癫痫发作时,意识突然丧失,可造成意外伤害,故癫痫患者应选择适当职业,不宜操作机器、开车、涉水、登高,不宜接触电器、毒物及易燃易爆物品等。

三、现场救护要点

（1）癫痫大发作时,应迅速扶着伤病者,顺势让其躺下,以防其突然倒地造成头部等部位损伤。如果病人处于俯卧位置,口鼻着地,应立即改变其体位,防止窒息。

（2）癫痫大发作时,呼吸道分泌物较多,易造成呼吸道阻塞或吸入性肺炎。自大发作开始,应将伤病者头侧向一方,以便分泌物自然流出。另外,将伤病者颈部扣子解开,取掉假牙,以保持呼吸道通畅。

（3）保护舌头,将一块缠有纱布的压舌板或筷子塞在伤病者上、下磨牙之间,以防其痉挛期将舌头咬破。压舌板压着舌头还可防止舌后坠堵塞呼吸道。

（4）癫痫强直期,头多过度后仰,下颌过张,可造成颈椎压缩性骨折,或下颌脱臼,这时应一手托着病人枕部稍用力,以防止其颈部过伸引起损伤。

（5）癫痫抽搐时，不要用力按压病人的肢体，以免造成骨折，也不要采取所谓掐人中穴的方法，因为此方法不能制止癫痫发作，反而有可能对癫痫发作病人造成新的伤害。

（6）少数病人可出现一些无目的无意识的冲动、破坏、攻击行为，有时可发生自伤、伤人、自杀、杀人、毁物等。此时除立即给病人肌肉或静脉注射镇静剂（如鲁米那或安定）外，应对病人行为严格限制，确保安全。

（7）癫痫抽搐不止，立即送医院救治。

<h2 style="text-align:center">第九节　中　暑</h2>

中暑（Sunstroke）是指在高温环境下人体体温调节中枢功能紊乱和汗腺功能衰竭所致的一种急症。高热、无汗及昏迷是中暑的特征性症状。

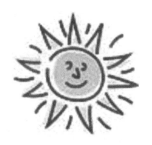

中暑的因素除气温外，还与湿度、日照、劳动强度、高温环境暴露时间、体质强弱、营养状况、水盐供给以及个体健康状况有关。年老、体弱多病、怀孕、肥胖、饥饿等也均可能是中暑的原因。

一、主要表现

（一）先兆中暑

高温环境下，出现头痛、头晕、口渴、多汗、四肢无力、注意力不集中、动作不协调等症状。体温正常或略有升高。如及时转移到阴凉通风处，补充水和盐分，短时间内即可恢复。

（二）轻症中暑

由于造成中暑的因素未能改善，以上先兆中暑出现的症状加重，体温往往在38℃以上。大量出汗，面色潮红或苍白，或出现四肢湿冷、血压下降、脉搏增快、呼吸快而浅等表现。如及时处理，往往可于数小时内恢复。

（三）重症中暑

汗闭(汗腺衰竭)是重症中暑的特征,其分为四种类型:中暑高热、中暑衰竭、中暑痉挛和热射病。

1. 中暑高热

高热,体温往往在 40℃以上。汗闭、头痛、神情不安、嗜睡,甚至发生神志模糊、昏迷、血压下降、呼吸急促、心率加快等症状。

2. 中暑衰竭

体温并不高,往往在 38℃左右。其余症状同中暑高热。

3. 中暑痉挛

体温可在正常范围内。汗闭、口渴、尿少、头痛、神情不安、肌肉痉挛及小腿后群肌肉疼痛,严重者血压下降,可发生神志模糊或昏迷。

4. 热射病

此时的体温正常或稍微偏高。汗闭、剧烈头痛、肤色潮红或苍白,或出现四肢湿冷、脉搏增快、血压下降、呼吸快而浅等症状,严重伤病者发生昏迷。

二、预防知识

(1) 盛夏期间做好防暑降温工作预案,普及防暑降温卫生知识。

(2) 注意收听高温预报,合理安排作息时间。不宜在炎热的中午、强烈日光下过多活动或暴晒,尤其是每天 11～14 点钟期间,尽量减少外出,适当午休,加强个人防护,戴遮阳帽、工作服宜宽松。

(3) 在高温天气,饮食宜清淡,多喝些淡盐开水、绿豆汤,每天勤洗澡、擦身。

(4) 注意室内通风。如教室应开窗使空气流通,地面经常洒水,设遮阳窗帘等。

(5) 高温环境下,大量出汗,发生有头痛、眼花、恶心、全身软弱、无力、心慌等先兆中暑症状时,应引起警惕,立即到阴凉通风处降温、休息和饮水。

(6) 野外工作、外出旅游、观看露天体育比赛者,一定要带上防暑物品,如草帽、遮阳伞、太阳镜、仁丹、十滴水等防暑用品。

(7) 老人、体弱者、孕妇容易中暑,不宜处于闷热环境。

三、现场救护要点

(1) 发生中暑,立即将伤病者移到通风、阴凉、干燥的地方,如走廊、树阴下或者有空调的房间进行降温。

(2) 伤病者宜平卧休息,解开衣扣,脱去或松开衣服。如衣服被汗水湿透,应更换干衣服,同时打开电扇或空调,以尽快散热。

(3) 尽快冷却体温,降至 38℃以下。可用凉湿毛巾冷敷头部、腋下以及腹股沟等处;用温水或 30%酒精擦拭全身,或冷水浸浴 15～30 分钟。

(4) 轻症中暑者,经过降温、休息后,可饮服淡盐水、淡茶水、绿豆汤,也可服用仁丹、十滴水或藿香正气水解暑。

(5) 重症中暑者,要立刻送医院紧急救治。

第六章

急性中毒救护

中毒是指人体食入、吸入或皮肤黏膜沾染某种毒物,而引起机体组织或器官的损害。由于中毒毒物种类繁多,中毒途径和作用不同,其中毒后的症状及采取的措施也有区别。中毒又分为急性中毒和慢性中毒,本章介绍急性中毒的救护原则和方法。

第一节 概 述

一、中毒原因

(一)化学物品引起的中毒

较为常见的如磷、苯、沥青、酒精、汽油、砷化氢、安眠药、镇静药物中毒等。

(二)农药引起的中毒

如有机磷、有机氯、杀虫(鼠)药物中毒等。

(三)有害气体引起的中毒

如一氧化碳(煤气)、二氧化碳(地窖内)、化学毒剂中毒等。

(四)食物引起的中毒

如细菌性食物中毒、植物性中毒、动物性中毒等。

二、中毒途径

在日常生活中最常见的中毒途径有以下几种：

（一）口服中毒

这种途径较为普遍，无论是固态的药片、药丸、药粉，还是液态的水剂、油剂、乳胶等，是直接口服，还是因沾染在食物、手指等进入消化道，均属于口服中毒。毒物进入消化道后，主要由肠吸收。

（二）吸入中毒

吸入中毒主要是指有害气体通过呼吸道进入人体引起的中毒。气体由口鼻吸入，经气管到达肺部。除局部呼吸道黏膜产生刺激症状外，毒物到达肺部后，因人体的肺泡表面积很大，肺部的毛细血管丰富，还可使进入肺泡的毒物迅速被吸收而进入血液循环。

（三）接触中毒

这种途径主要是经皮肤、黏膜处吸收毒物。有些毒物可直接或通过污染的衣服经皮肤吸收，正常的皮肤有一层类脂质层，对水溶性毒物有一定的防护作用，但脂溶性毒物容易透过该层而到达真皮层，经血管和淋巴管网吸收。皮肤充血、损伤，或在高温、高湿度的环境中，会加快毒物的吸收。

三、中毒的表现

由于毒物种类、损伤机理的不同，因此中毒后的表现也各有特点，多数毒物中毒表现为多系统的器质性或功能性异常，少数以某一系统的异常为突出表现。

（一）消化系统

1. 急性肠炎

表现为呕吐、腹痛、腹泻等。

2. 口腔炎

如口腔黏膜糜烂、牙龈肿胀和出血等。

3. 中毒性肝病

如肝细胞破坏等，严重者会发生肝昏迷。

（二）神经系统

中毒后，直接作用于中枢神经系统，表现为程度不一的意识障碍，如嗜睡、昏睡、知觉丧失，还有的出现抽搐、精神失常、瞳孔缩小或扩大、呼吸和脉搏变慢、呼吸衰竭等。

（三）呼吸系统

中毒后，引起呼吸道刺激症状，如咳嗽、声嘶、胸痛、呼吸困难等，严重的发生中毒性肺水肿。有些神经毒物可抑制呼吸中枢引起呼吸麻痹等。

（四）其他系统

中毒后，有的可引起休克；有的侵犯泌尿系统，表现为急性肾功能衰竭；有的皮肤黏膜出现紫绀或腐蚀性损害和痂皮等。

四、现场救护原则

（一）及时判断、注意防护

救护者到达事发现场，首先要了解现场情况，初步判断可能是何种毒物引起的中毒，中毒者的数量、中毒程度及环境安全程度等，然后采取相应的救护措施。如果中毒现场危及救护者的安全，则要求做好个人防护措施；对于存在窒息性、刺激性气体的现场应通风，救护者应带好防护器材，保护好口、鼻、眼的安全；如果现场有腐蚀性的毒物，救护者应穿戴好防腐蚀的用品。

（二）切断毒源，脱离中毒现场

如果中毒现场有毒物持续危害，特别是气态或液态毒物持续溢漏时，应采取措施及时切断毒源，并迅速将中毒者脱离中毒现场，转至通风好、空气新鲜处。

（三）保持呼吸道通畅，维持循环功能

中毒者脱离中毒现场后，进行救护，解开衣领，去除口鼻腔异物，保持呼吸道畅通，使之安静休息，密切观察中毒者的情况变化。如果中毒者心跳、呼吸已停止，应进行迅速、有效的心肺复苏，即使救护者赶到现场时中毒者心跳停止已超过 5 分钟,也应做心肺复苏,切不可轻易放弃。

（四）清洗体表毒物

中毒者体表(包括眼部)遭刺激性、腐蚀性化学物污染时,应立即脱去衣服,用微温清水进行淋式反复冲洗。有条件时,可选用有解毒作用的液体清洗,防止毒物继续侵害。

（五）对食入和吸入毒物者进行催吐

中毒者口服毒物时,神志清醒者现场可用手指、压舌板、羽毛、棉签、纸卷或其他钝器刺激中毒者软腭、咽后壁及舌根部催吐。也可先服牛奶或蛋清与水的混合液 200 毫升,然后进行催吐。这种方法简单易行,呕吐快,食物和毒物大颗粒可随之排出,减弱毒物的作用效果。但应注意,如果是口服腐蚀剂或惊厥、昏迷、休克者则禁止使用催吐方法。

（六）对伤口进入毒物的处理

为防止毒物由伤口或因误注射随静脉进入全身,应迅速在伤口近心端用软布条、橡皮止血带等绑扎,以阻止静脉回流(每隔 30 分钟放松 1 分钟,再扎紧)。局部可清洗或冷敷,限制活动。迅速送至医院处理。

（七）及早送至医院诊疗

中毒者如果神志清醒,症状许可,在现场一般救护后,应尽快送往医院,以便及时得到治疗。

第二节　急性中毒

一、酸灼伤

1. 中毒原因与表现

1) 原因　硫酸、盐酸、硝酸等强酸具有强烈的刺激和腐蚀作用,可使蛋白质与角质溶解或凝固。强酸类的烟雾可引起呼吸道黏膜损害而中毒,中毒者会发生喉头、气管、支气管水肿痉挛及肺水肿等。

2) 表现　皮肤黏膜接触处有腐蚀变色现象(硫酸呈黑褐色,盐酸呈灰白色,硝酸呈深黄色),灼伤局部疼痛剧烈,皮肤组织溃烂。如果强酸通过口腔进入胃肠道,则会对口腔、食道、胃黏膜造成腐蚀,使之糜烂、溃疡出血、黏膜水肿,甚至发生食道和胃壁穿孔。强酸吸入可引起喉头、气管、支气管水肿、痉挛及肺水肿。

2. 现场救护要点

(1) 立即用大量的清水冲洗灼伤局部,冲洗时间应在 15～20 分钟以上,冲洗时将中毒者被污染的衣物脱去。

(2) 眼部灼伤处,用生理盐水或清水冲洗后,使用可的松眼液与抗生素眼液交替滴眼。

(3) 误服者可服用蛋清、牛奶、面糊、稠米汤等保护口腔、食道、胃黏膜。

二、碱灼伤

1. 中毒原因与表现

1) 原因 氢氧化钾、氢氧化钠、氢氧化铵等强碱与组织蛋白接触可形成可溶性、胶样化的碱性蛋白盐,与脂肪接触使脂肪皂化,破坏细胞膜结构,使组织发生广泛而严重的损伤和坏死。

2) 表现 皮肤黏膜接触处充血、水肿、糜烂及溃疡,眼部灼伤可引起角膜炎、角膜溃疡,甚至失明。误服后可发生唇、口腔、咽喉、食道及胃肠道损伤,甚至导致食道、胃穿孔。吸入氢氧化铵可引起咳嗽、呼吸困难、喉头水肿、肺水肿,甚至窒息。

2. 现场救护要点

(1) 皮肤灼伤处,立即用大量清水冲洗,直至创面无肥皂样滑腻感为止。

(2) 眼部灼伤处,立即用大量清水冲洗,然后涂以抗生素眼药膏。

(3) 误服者可立即口服稀释的醋 50 毫升或柠檬汁、牛奶、蛋清水200～500毫升。对于误服强碱的中毒者,严禁催吐和洗胃,以免引起胃穿孔。

(4) 吸入氢氧化铵而导致喉头水肿、痉挛,引起呼吸困难者,应给予吸氧,立即送医院进行气管切开手术,以免中毒者窒息死亡。

三、一氧化碳(煤气)中毒

1. 中毒原因与表现

1) 原因　一氧化碳中毒俗称煤气中毒。煤炭、木炭与可燃气(液)体在燃烧不完全时会产生一种无色无味的气体,即一氧化碳,常见于冬季在门窗紧闭、空气不流通的居室用煤炉、炭盆取暖或烟囱堵塞时,以及城市居民所用的煤气泄漏时。造成煤气中毒的原因之一,是一氧化碳进入人体血液后,与血红蛋白结合成碳氧血红蛋白,使血红蛋白失去携氧作用,造成人体内严重缺氧而中毒。短期内吸入高浓度一氧化碳可致呼吸立即停止而死亡。

2) 表现　轻度中毒:头痛、头晕、耳鸣、全身无力、恶心呕吐。

(1) 中度中毒。除了轻度中毒表现外,还有面色潮红,口唇呈樱桃红色、躁动不安等症状。

(2) 重度中毒。除了重度中毒表现外,因呼吸、心跳停止,导致大脑缺氧而昏迷。

2. 现场救护要点

(1) 发现中毒者立即将门窗打开或将中毒者移至空气新鲜处,拨打"120"急救电话。

(2) 对呼吸、心跳骤停的中毒者施行心肺复苏术。

(3) 高浓度吸氧(吸氧应持续到中毒者神志清醒为止),最好送高压氧舱治疗。

(4) 救护员应用湿毛巾捂住口鼻做好自身防护,关闭煤气总闸,禁止明火。

四、乙醇(酒精)中毒

1. 中毒原因与表现

1) 原因　乙醇(酒精)中毒俗称醉酒,是由于一次性饮用大量的酒类饮料后引起中枢神经系统的兴奋及抑制状态。日常饮用的酒,都含有不同浓度的酒精,超过机体的极限就会引起中毒。饮用白酒引起的酒精中毒居多(空腹饮酒吸收更快)。

2) 表现　眼部充血,面色潮红或苍白,眩晕,呕吐;言语增多,语无伦次,言语含糊不清;动作笨拙,步态蹒跚。严重者可出现口唇微紫、心跳加速、昏迷、抽搐、大小便失禁、呼吸衰竭等症状,甚至死亡。

2.现场救护要点

(1) 轻度中毒者只需卧床休息,注意保暖。

(2) 呕吐者则侧卧,防止呕吐物进入呼吸道引起窒息。

(3) 呼吸、心跳停止者立即进行心肺复苏。立即送医院救治。

第七章
灾害逃生与救护

　　灾害是指人为或自然因素造成人员伤亡和财物破坏的事件。因自然因素引起的伤害称为自然灾害,例如地震、火山爆发、洪水、干旱、旋风、海啸,滑坡,雪崩等;因人为因素引起的伤害称为人为灾害,例如战争、核事故、空难、海难、化学物质泄漏、工矿事故、火灾、交通事故、传染病暴发等。自然灾害的突发性,人们难以预料,难于防范,因此伤害程度大。人为灾害虽然可以预防,但一旦发生也会造成较大的伤害。因此,在灾害来临之前要求学习相关防灾救灾知识,掌握初级的自救互救本领,做好心理准备。一旦灾害来临,会逃生,会救护,减轻灾害损失。本章着重介绍几种常见灾害的逃生和救护知识。

第一节　火灾伤害

一、概述

　　火灾既是"天灾",也是"人祸"。

　　在各类自然灾害中,火灾是一种不受时间、空间限制,发生频率最高的灾害,火灾不仅烧毁财物,造成严重的经济损失,而且可以致人死亡、

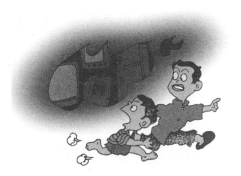

残障和心理创伤。

火灾造成人类死亡的直接原因有：

（1）烟雾中毒窒息死亡。

（2）被火烧死。

火灾造成人类死亡的间接原因主要是：跳楼摔死（高楼失火，缺乏自救知识，走投无路跳楼）；因火灾引起的触电、煤气泄漏、玻璃碎片及建筑物倒塌造成的伤害。

二、逃生要点

（1）不论何时何地，一旦发生火灾要沉着冷静，立即拨打"119"报警。

（2）防烟堵火。

（3）安全撤离。

（4）发出求救信号。

（5）勿因财物而贻误逃生良机。

三、现场救护要点

（1）迅速移出伤病者。应立即离开烟雾环境，置伤病者于安静通风处。

（2）迅速抢救生命。保持伤病者呼吸道通畅，对呼吸停止者立即实施人工呼吸。对心跳停止者立即实施胸外心脏按压。

（3）保护烧伤创面。创面要用清洁的被单或衣服简单包扎，尽量不要弄破水泡，保护表皮。严重烧伤者不需要涂任何药粉、药水和药膏，以免给入院后的诊治造成困难。

（4）伤病者口渴可饮淡盐水。

（5）组织伤病者送院救治。

第二节　水灾伤害

一、概述

　　每年的 5～10 月是洪涝灾害的暴发季节。由于暴雨、山洪,在短期内江河水位迅速上涨,建筑物被淹,房屋倒塌。暴雨来临时,又往往夹着雷击、龙卷风等,因此一旦发生洪涝灾害,容易发生塌方伤、溺水、雷击伤、触电、毒蛇咬伤、毒虫咬蜇伤、外伤等。

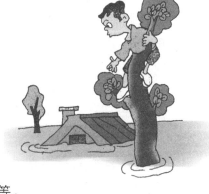

二、逃生要点

　　(1) 不要惊慌,可向高处(如结实的楼房顶、大树上)转移,等待救援人员营救。

　　(2) 如果水位不断上涨,就必须自制木筏逃生。任何遇水能浮起的物品,如床板、箱子及柜子、门板等都可以用来制作木筏。

　　(3) 收集食品,用哨子、手电筒、旗帜、鲜艳的床单发出求救信号,在离开房屋漂浮之前,要多吃一些含较多热量的食物,以增强体力。

　　(4) 出门时最好把房门关好,以免家产被水流冲走。

三、现场救护要点

　　(一) 塌方伤救护要点

　　(1) 迅速救出伤病者。

　　(2) 救出现场时,搬动要细心,严禁拖拉伤病者而加重伤情。

　　(3) 清除伤病者口腔、鼻腔泥砂、痰液等杂物,对呼吸困难者或呼吸停止者施行人工呼吸;大出血伤病者须立即止血;骨折者包扎固定后运送。颈椎骨折者搬运时需一人扶住伤病者头部并稍加牵引,同时头部两侧放砂袋固定。

(4) 伤病者清醒后喂少量盐开水。

(5) 组织伤病者送院救治。

(二)溺水急救要点

(1) 迅速将溺水者从水中救出,以最快速度清除口鼻污物。

(2) 迅速将溺水者头倒悬以排出呼吸道和胃内的水。

(3) 对呼吸心跳骤停者,立即就地实施口对口人工呼吸和胸外心脏按压。

(4) 组织伤病者送院救治。

(三)雷击伤急救要点

当人被雷电击伤导致呼吸停止或呼吸微弱时应立即口对口人工呼吸,直到恢复其自动呼吸能力。当心跳停止或呼吸、心跳均停止时应立即实施心肺复苏(即口对口人工呼吸加胸外心脏按压),直到心肺功能恢复或急救车到来方可停止。

第三节　地震伤害

一、概述

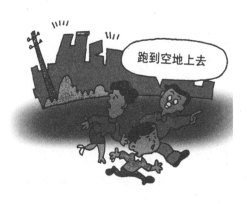

地震是多发、常见、危害较重的灾害。虽然目前人类还不能完全避免和控制,但是,只要我们掌握预防知识和自救互救技能,就能使灾害损失降到最低限度。

地震前兆主要有以下几种:

(1) 地下水异常:地下水包括井水、泉水等。其震前有发浑、冒泡、升温、变色、变味等现象(人们总结震前井水变化的谚语:井水是个宝,地震有前兆;无雨泉水浑,天干井水冒;水位升降大,翻花冒气泡;有的变颜色,有的变味道)。

(2)动物异常:许多动物的某些器官特别灵敏,例如,老鼠能事先叼着小老鼠搬家,鸡不进窝,鸭不下水,冬蛇出洞,鱼跃水面,猪牛跳圈,狗哭狼吼等。

(3)气象异常:震前闷热,黄雾四塞,日光晦暗,怪风狂起,六月冰雹等。

(4)地声异常:地震前来自地下的声音,如炮响雷鸣,也有如重车行驶、大风鼓满等,多种多样。

(5)地动异常:地面剧烈振动。

(6)地光异常:地光指地震前来自地下的光亮。其颜色多种多样,如银蓝色、白紫色,但以红色和白色为主,其形态各异,有带状、球状、柱状、弥漫状,多在震前几小时到几分钟内出现,持续几秒种,我国唐山地震前后都出现了丰富多彩的发光现象。

二、逃生要点

(1)接到地震预报或发现前兆后,做好逃生准备,尽可能迅速撤离。

(2)保持镇静,设法选择逃生方式。例如迅速撤离、及时躲避、利用周围地形等。

(3)因地制宜,采取躲避方式。如果在家里,千万不能滞留在床上或站在房间中央;如果在学校或公共场所,要听从老师和现场指挥;如果在商场、书店、展览馆,应避开玻璃门窗。如果住在平房里,要迅速跑到安全地带;如果住在高楼里,千万不能到阳台、楼梯,更不能乘电梯,应该快速到承重墙墙角、卫生间等开间小、有支撑的房间,要保护好自己的头部。待地震过后,听从指挥,有组织地撤离。

(4)撤离后,若地震警报未消除,不能因为房屋未倒而重返室内,以免受到余震的伤害。

三、现场救护要点

(1) 寻找伤病者,通过挖掘等方式将伤病者从灾害现场救出,集中到救护区分类救护。

(2) 遵循先救命后治伤的原则,妥善处理伤口,止血、包扎、固定。砸伤和挤压是地震中常见伤害。开放性创伤,外出血应首先止血;抬高患肢,同时呼救。对开放性骨折,一般用清洁纱布覆盖创面,作简单固定后再进行搬运。不同部位骨折,按不同要求进行固定。并对不同伤势、伤情进行分类、分级,转医院进一步处理。挤压伤时,应设法尽快解降重压。遇到大面积创伤病人,要保持创面清洁,用干净纱布包扎创面。怀疑有破伤风或细菌感染时,应立即与医院联系,及时诊断和治疗。对大面积创伤和严重创伤病人,可使其口服糖盐水,预防休克发生。

(3) 避免"次生灾害"发生。地震常引起"次生灾害",发生火灾是常见一种。在大火中应尽快脱离火灾现场,脱下燃烧的衣帽。或用湿衣服覆盖在身上,或卧地打滚,也可用水直接浇泼灭火。切忌用双手扑打火苗,否则会引起双手烧伤。伤口用消毒纱布或清洁布料包扎后送医院进一步处理。

(4) 组织伤病者后送工作。通过汽车、飞机、火车等交通工具将伤病者送院救治。

(5) 预防疾病流行,做好伤病者的现场救护工作。

第四节　交通伤害

一、概述

陆路交通事故是意外伤害的大户。车祸已成为当今社会的公害。

二、预防要点

(1) 严禁酒后驾车、严禁超速行驶、严禁车辆超载。

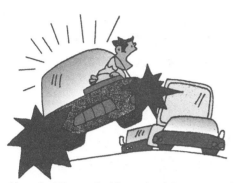

(2) 行人一定要遵守交通规则,不乱穿马路。

三、现场救护要点

(1) 现场组织。临时组织救护小组,统一指挥,避免慌乱。如起火时,要立即扑灭烈火或排除发生火灾的一切诱因,如熄灭发动机、关闭电源、搬开易燃物品。同时派人向急救中心呼救。指派人员负责保护肇事现场,维护秩序。开展自救互救。做好检伤分类。指派专人照看受难者物品。

(2) 根据检伤分类,分轻重缓急进行救护。对垂危病人及心跳停止者,立即进行心肺复苏。对意识丧失者宜用手帕、手指清除伤病者口鼻中泥土、呕吐物、假牙等,随后让伤病者侧卧或俯卧。对出血者立即止血包扎。如发现开放性气胸,进行严密封闭包扎。伴有呼吸困难的张力性气胸,条件许可时,可在第二肋骨与锁骨中线交叉点施行穿刺排气。骨折者进行固定。对呼吸困难、缺氧并有胸廓损伤、胸壁浮动(呼吸反常运动)者,应立即用衣物、棉垫充填,并适当加压包扎,以限制浮动。

(3) 正确搬运。不论在何种情况下,抢救人员特别要预防颈椎错位、脊髓损伤,应注意以下几个方面:

① 凡重伤病者从车内搬动、移出前,首先应在原地放置颈托,或行颈部固定,以防颈椎错位,损伤脊髓,发生高位截瘫;一时没有颈托,可用硬纸板、硬橡皮、厚的帆布,仿照颈托,剪成前后两片,用布条包扎固定。

② 对昏倒在座椅上的伤病者,安放颈托后,可以将其颈及躯干一并固定在靠背上,然后拆卸座椅,与伤病者一起搬运。

③ 对抛离座位的危重、昏迷伤病者,应原地安置颈托,包扎伤口,再由数人按脊柱损伤的原则搬运伤病者。动作要轻柔,腰臀部要托住,搬动者用力整齐一致,平放在木板或担架上。

第五节 空难伤害

一、概述

近年来,我国民航飞机已逐渐成为民众远距离交通的主要工具之一。飞机具有快速、舒适等显见的优点,但由于飞行环境特殊,一旦发生事故,受伤害者伤势多为严重,加上抢救困难,死亡率较高。根据大量资料,飞机在起飞、着陆阶段发生在机场附近的飞行事故占总数的 60%。国际上通常把降落前 7 分钟和起飞后 6 分钟称为"可怕的 13 分钟"。

二、逃生要点

空中常见的紧急情况有密封增压舱突压失落、失火或机械故障等。一般机长和乘务长会简明地向乘客宣布紧急迫降的决定,并指导乘客采取应急处理。水上迫降时,空中小姐会讲解救生衣的用法,但在紧急脱离前,乘客仍应系好安全带。如果飞机高度在 3 600~4 000 米,密封增压舱突然失密释压,旅客头顶上的氧气面罩会自动下垂,此时应立即吸氧,绝对禁止吸烟。如果机舱内失火,油类、电器及各种燃烧物起火,可用二氧化碳灭火器和药粉灭火器(驾驶舱禁用)灭火;非电器和非油类失火,应用水灭火。乘客要听从指挥,尽量蹲下,处于低水平位,屏住呼吸,或用湿毛巾堵住口鼻,防止一氧化碳等有毒气体中毒。

三、现场救护要点

(1) 先抢后救,抢中有救。要尽快将伤病者脱离事故现场,尤其在飞机失火时,以免发生爆炸伤或烟雾侵袭。

(2) 先救命后治伤,现重伤后轻伤。对休克、窒息、大出血、重要脏器严重受伤的伤病者要尽早并优先转送到医院,以获得进一步有效治疗,降低死亡率。

（3）先分类再运送。一定要对伤病者进行分类,这样可以主次、轻重分明,有利于救治。

第六节　核武器伤害

一、概述

核武器伤害是指核武器爆炸时产生的光辐射、冲击波、早期核辐射及放射性沾染等致伤因素所造成的损伤。由于伤害因素多,出现的伤害特点也不同,其防护和现场救护也有特殊性。

（一）单一损伤

1. 光辐射造成的烧伤

光辐射的直接和间接作用会造成光辐射烧伤和火焰烧伤,主要伤及皮肤、呼吸道;核爆炸时的强光可引起闪光盲和眼底烧伤。

2. 冲击波造成的冲击伤

由于冲击波产生的超压和动压的作用,引起空腔脏器爆震伤和机械性损伤,冲击波吹起的飞石、工事(房屋)倒塌及破碎玻璃片导致间接损伤。

3. 早期核辐射引起的放射线损伤

人体受核辐射照射后会得急性放射病。

4. 放射性沾染伤害

由于放射性沾染中射线通过不同途径作用于人体,可引起体外照射和体内照射的放射性损伤。

（二）复合伤

复合伤是指受两种以上核伤害因素同时作用所致的伤害。通常以受到伤害的主次进行分类,如以放射伤为主、冲击波为次的伤害称为烧冲复合伤。复合伤重多种伤害相互作用,使救治难度加大。

二、防护要点

（1）做好个人防护工作。例如，一旦发现核爆炸的闪光时，应立即在最短的时间内利用就近地形、地物，采取立即俯卧的动作，脚向爆炸中心，双臂交叉于胸前，额部枕于肩上，眼睛紧闭，皮肤不外露，如果感到有热浪则立即停止呼吸。

（2）穿戴好防护器材。冲击波过后，应及时使用个人防护器材，如防护面具、防护服、防护手套、防毒套靴等。如果没有防护器材，可用毛巾、手帕（最好用湿的）掩盖口鼻。

（3）遵守沾染区工作要求。设法迅速转入掩蔽地带，注意不要在沾染区饮水、进食和吸烟。走出沾染区后到指定地点消毒。

三、现场救护要点

（1）迅速将伤病者从放射沾染区救出，进入伤病者集中点。

（2）局部清洗消毒皮肤暴露部位的沾染。用清水洗鼻孔及口腔，并带上防护口罩。

（3）催吐（用手帕、羽毛、筷子等刺激病人舌根、咽后壁）。让病人用力将痰吐出。

（4）对伤病者作初级救护，如包扎、止血、骨折固定等。

（5）做好伤病者的后送工作。

第七节 化学武器伤害

一、概述

全球风云变幻莫测，突发事件频繁出现，国际关系中使用武力势头上升，为了防患于未然，在此介绍化学伤害基础防护、救护知识，让救护人员事先了解和掌握至关重要。

战争中的化学战剂主要包括:神经性毒剂、皮肤糜烂性毒剂、失能性毒剂、全身中毒性毒剂、窒息性毒剂和挥发性毒剂等。它们的共同特点是:

　　(1) 突发性。毒性化合物作用迅速,危及范围大;带来社会不稳定因素,它们的发生往往是突发的难以预料的。

　　(2) 群体性。在比较短的时间内能导致多人同时中毒,一般死亡率高达 50% 左右。

　　(3) 隐匿性。病因通常不能马上确定,难以监测,事态的扩大不能很快得到控制,中毒发生时往往会被误诊。

　　(4) 快速性和高度致命性。短时间内发生"电击样"死亡。

二、预防要点

　　(1) 平时要准备好各种防护器材,如防毒面具、皮肤防护器材、隔绝式防毒衣、防毒围裙、防护眼镜,还要准备好防护工事。

　　(2) 平时必须建立防护指挥组织,急救、救护人员做好平时培训。

三、现场救护要点

　　(1) 重视伤后 1 小时内黄金抢救时间和 10 分钟内白金抢救时间。

　　(2) 施救者应首先做好自身应急防护,再去救护伤病者。

　　(3) 尽快隔绝毒气,防止毒气继续被中毒者吸入。

　　(4) 对染毒伤病者及时进行清洗消毒。

　　(5) 了解并注意伤病者的心理恐慌程度,,采取正确的心理疏导、安慰。

　　(6) 及时、妥善运送伤病者到医院救治。

第八节　生物武器伤害

一、概述

生物武器(也称细菌武器)是指生物战剂和施放器材的总称。生物战剂包括致病微生物及其产生的病毒,它通过呼吸道、消化系统、皮肤等途径感染致病。严重者造成死亡。生物武器伤害的特点是:

(1) 生物战剂污染范围广,不容易被发现。特别是施放状态为气溶胶态时,污染广,伤害面积大。

(2) 致病性强,有传染性。由于生物战剂常选择致病性强的细菌、病毒及毒素,不仅致病性强,还造成流行,有的会造成持久性伤害。

(3) 潜伏期长,不易被发现。

(4) 容易引起群体发病,防治难度较大。

二、防护要点

(1) 了解生物战剂特征及传染途径,采取个人和集体的防护措施。

(2) 早期发现战剂及携带病菌的昆虫,组织消毒和灭杀工作。

(3) 做好特异性免疫,进行预防接种和预防用药。

三、现场救护要点

(1) 对伤病者实施"三早"。即早发现、早隔离、早送医院治疗。

(2) 对疫区人员和疑似患者进行检疫和消毒处理。

(3) 做好伤病者的对症处理。

(4) 救护伤病者的同时注意救护者本身的预防工作。

第八章

艾滋病预防知识

艾滋病(AIDS)是一种危害人类健康的传染性慢性疾病,其通过血液传播感染的三条途径已经非常明了。艾滋病与人类的社会行为有关,完全可以通过规范人们的社会行为而将其阻断,因此艾滋病是完全可以控制与预防的。

第一节 艾滋病与艾滋病病毒

一、什么是艾滋病

艾滋病的医学全名为:"获得性免疫缺陷综合征"(Acquired Immuno Deficiency Syndrome,AIDS)。

艾滋病由艾滋病病毒(人类免疫缺陷病毒,HIV)(见图8-1)感染引起,是一种慢性致死率极高的严重传染病,目前还没有彻底治愈的药物和方法,但可以预防。

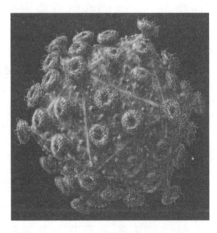

图8-1 艾滋病病毒(**HIV**)

二、艾滋病感染者与艾滋病病人

(一)两者的关系

已感染艾滋病病毒的人平均经过 7～10 年的时间(潜伏期)才发展为艾滋病病人。

艾滋病病毒感染者(也可称"艾滋病病毒健康携带者")在发展为艾滋病病人以前外表看上去正常,他们可以没有任何症状地生活和工作很多年,但此阶段能够将病毒感染给其他人。

当艾滋病病毒感染者的免疫系统受到病毒的严重破坏、以至于不能维持最低的抗病能力时,感染者便发展为艾滋病病人,出现原因不明的长期低热、体重下降、盗汗、慢性腹泻、咳嗽等艾滋病相关综合征,可并发各种严重机会感染和机会肿瘤,最后导致死亡。

(二)两者的区别

受艾滋病病毒感染而尚未发病(无症状)的人称为艾滋病病毒感染者。艾滋病病毒进入人体后,长时间侵犯机体,当免疫系统损害到一定程度,逐步出现各种机会性感染和肿瘤等临床症状时,就可确诊为艾滋病病人。艾滋病病毒感染者和艾滋病病人是一个疾病的两个不同阶段,同样具有传染性。

三、艾滋病病毒的特点

(1) 艾滋病病毒对外界环境的抵抗力较弱,离开人体后,常温下仅能生存数小时至数天。高温、干燥及常用消毒药品如漂白粉、酒精等都可以杀灭这种病毒。

(2) 艾滋病病毒广泛存在于感染者的血液、精液、阴道分泌物、唾液、尿液、乳汁、脑脊液和有神经症状者的脑组织中,尤以血液、精液、阴道分泌物中的浓度高。艾滋病病毒侵入人体后,不断破坏人体的免疫功能,使人体发生多种难以治愈的感染和肿瘤,最终导致死亡。

(3) 感染艾滋病病毒 4～8 周后才能从血液中检测出艾滋病病毒抗体,但在能测出抗体之前已具有传染性。

（4）感染者潜伏期长，病死率高，已感染艾滋病病毒的人平均经过7～10年的时间（潜伏期）才发展为艾滋病病人。

第二节　艾滋病流行状况与趋势

自20世纪80年代初发现第一例艾滋病病人后，艾滋病的传播速度惊人，目前，每分钟就有10人感染，全球每天约有15 000例新的艾滋病病毒感染者，同时有8 000人因艾滋病而死亡。发展中国家是艾滋病流行重灾区。

截至2007年10月底，我国累计报告艾滋病病毒感染者和艾滋病病人223 501例，其中艾滋病病人62 838例；死亡报告22 205例。估计到2007年底，我国现存艾滋病病毒感染者和病人约70万（55～85万）人，全人群感染率约为0.05％（0.04％～0.07％）。其中，艾滋病病人约8.5万（8～9万）人，2007年新发艾滋病病毒感染者约5万（4～6万）人，因艾滋病死亡约2万（1.5～2.5万）人。在5万新发感染者中，异性性传播占44.7％，男男性传播占12.2％，注射吸毒传播占42.0％，母婴传播占1.1％。

我国的艾滋病疫情处于总体低流行、特定人群和局部地区高流行的态势。我国艾滋病流行具有艾滋病疫情上升速度有所减缓、性传播逐渐成为主要传播途径、艾滋病疫情地区分布差异大、艾滋病流行因素广泛存在等特点。

第三节　艾滋病的传播途径

艾滋病病毒感染者和艾滋病病人是艾滋病唯一的传染源。

一、艾滋病的三种途径传播

目前，艾滋病的传播途径已经非常明了，主要通过性接触、血液和母婴三种途径传播。

（一）经性接触传播

其特点是：

（1）在世界范围内,性接触是艾滋病最主要的传播途径。

（2）在没有采取安全措施的情况下,与已感染 HIV 的同性或异性的人性交,包括生殖器、肛门或口的性接触都有可能感染 HIV 病毒。

（3）性接触越多,感染艾滋病的危险越大。

（4）性病患者比没有性病的人更容易感染艾滋病。

（二）经血液传播

其特点是：

（1）血液传播的具体途径有很多,只要涉及到双方血液存有交换途径就有感染的可能。

（2）吸毒者共用注射器,可经血液传播艾滋病。

（3）输入或注射被艾滋病病毒污染的血液或血液制品,可感染艾滋病。

（4）使用被艾滋病病毒污染而又未经消毒的注射器、针灸针或其他侵入人体的器械(如纹身、穿耳、划破皮肤黏膜、器官移植、人工授精等),都会传播艾滋病。

（5）与艾滋病病毒感染者共同使用牙刷或剃须刀可感染艾滋病。

（三）经母婴传播

其特点是：

（1）感染艾滋病病毒的母亲,血流可以通过胎盘至胎儿而发生 HIV 感染;也可于产程中经血液或其他体液输入而造成新生儿感染。

（2）1/3 的感染了艾滋病病毒的妇女会通过妊娠、分娩和哺乳把艾滋病传染给婴幼儿。

（3）大部分感染了艾滋病病毒的婴幼儿会在 3 岁以前死亡。

（4）艾滋病病毒存在的体液,主要是艾滋病病毒感染者的血液、精液、阴道分泌物、乳汁、伤口渗出液,具有很强的传染性。同时也存在于其他体液中,如眼泪、唾液和汗液,但存在的数量少,一般不足以导致艾滋病。

二、不会感染艾滋病病毒的途径(见图 8-2)

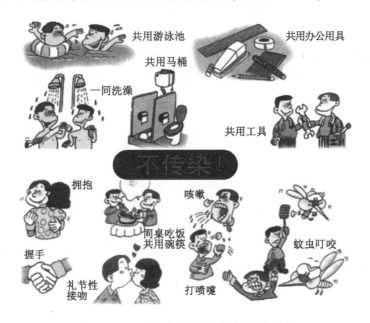

图 8-2　不会感染艾滋病病毒的途径

（一）在同一环境下进行工作和日常生活

艾滋病病毒在外界的生存能力很低，一般不会在日常生活中传播，因此在同一单位工作或者上同一所学校不传播艾滋病。公共场所的一般日常生活接触，如各种公共交通工具的座位、扶手，办公室的办公用品，工厂车间的工具，以及影剧院、商场、游泳池等场所的接触也不传播艾滋病。

游泳时，水池中水量很大，病毒很快被稀释分散在水池中，浓度极低，艾滋病病毒也无法从皮肤钻入到人体中。另外艾滋病病毒离开人体，在水中的存活时间一般不会超过 1 分钟，而且水池中的消毒剂可以轻易杀灭病毒。

（二）接吻、咳嗽、共用餐具、握手、拥抱

在感染者唾液中的 HIV 病毒量极少，不足以导致病毒的传播。另外有些研究表明，唾液中的一种蛋白酶在试管中可以有效抑制 HIV 病毒感染人体免疫细胞,目前也没有报道通过唾液传播 HIV 的先例。因此,一般礼节性的接吻、打喷嚏、咳嗽、一起进餐、共用餐具都不会传播 HIV 病毒。

（三）蚊虫叮咬

首先,蚊子的体内环境不适合病毒的发育和繁殖;其次,有人担心蚊子吸了 HIV 感染的血再来吸别人的血会不会造成机械传播呢？其实蚊子吸血是单向的。蚊子生理特点决定它一旦吸饱血液后要完全消化需 2~3 天,然后才再去吸血,迄今为止没有研究证实蚊虫叮咬可传播 HIV 病毒。

第四节　反对歧视,加强关爱

艾滋病病毒感染者和艾滋病病人是疾病的受害者,应该得到人道主义的同情和帮助。

家庭和社区要为艾滋病病人及感染者营造一个友善、理解、健康的生活和工作环境,鼓励他们采取积极的生活态度、改变高危行为、配合治疗,有利于提高病人及感染者的生命质量、延长生命,也有利于艾滋病的预防与控制工作和维护社会安定。

艾滋病病人及感染者的参与和合作是艾滋病预防与控制工作的一个重要组成部分。

一、消除社会歧视

任何人无论是否感染有 HIV,都有同等的不受传染、医疗、就业、教育、结婚和组建家庭以及寻求庇护的权利;HIV 感染者、艾滋病病人有权利在治疗中维护自身尊严,不受任何歧视;任何人都有义务保护自己和他人免受 HIV 感染;家庭、社会团体有义务对其成员提供艾滋病预防的教育,有义务照顾成员中的 HIV 感染者和艾滋病病人。

对艾滋病病人及感染者的歧视不仅不利于预防和控制艾滋病,还会成为社会的不安定因素。

二、减少艾滋病对个人、家庭和社会的影响

绝大多数的 HIV 感染者和艾滋病病人在承受躯体健康打击的同时，还承受着心理、社会的巨大压力，艾滋病对个人、家庭的影响是多方面的，也是巨大的。因此，艾滋病预防控制策略中不可忽视的一个方面就是如何减少它给个人、家庭和社会带来的负面影响，将这种影响的危害降到最低程度。

为患者提供相应的临床医疗服务，为 HIV 感染者、艾滋病患者及他们的家属提供必需的心理、社会支持，帮助其适应由于 HIV 感染给个人、家庭带来的变化，解决他们实际生活当中遇到的问题和困难，可以有效的减少艾滋病带来的负面影响。

第五节　艾滋病的预防

一、艾滋病是能够预防的

艾滋病的传播主要与人类的社会行为有关，完全可以通过规范人们的社会行为而被阻断，是完全可以控制与预防的。

二、感染艾滋病的高危行为

"高危行为"是指容易引起艾滋病病毒感染的行为。感染艾滋病病毒的高危行为可有以下几种情况：

(1) 男性同性恋间的行为，与男性同性恋者有异性性接触。

(2) 异性间的多性伴性行为，卖淫、嫖娼。

(3) 使用未经检测的血液或血制品。

(4) 共用注射针具静脉吸毒。

(5) 与他人共用注射器或共用其他可刺破皮肤的器械。注射要使

用一次性注射器,如没有条件,则必须做到一人一针一用一消毒。

三、个人预防艾滋病的措施

(1) 不去非法采血站卖血;洁身自爱,不涉足色情场所,不要轻率地进出某些娱乐场所;任何场合都应保持强烈的预防艾滋病意识,不要存在任何侥幸心理;不要因好奇而尝试吸毒。

(2) 生病时要到正规的诊所、医院求治,注意输血安全,不到医疗器械消毒不可靠的医疗单位特别是个体诊所打针、拔牙、针灸、手术。不用未消毒的器具穿耳孔、文身、美容。

(3) 不与他人共享剃须刀、牙刷等,尽量避免接触他人体液、血液,对被他人污染过的物品要及时消毒。

(4) 注意与艾滋病病人的接触:给艾滋病病人采血及注射时,注射器应采用一次性用品;病人的血液、排泄物、污染的物品应进行彻底焚烧;病人的器皿及医用器械要专人专用,如病人的刮脸刀、牙刷、毛巾、茶杯等应专人专用;排尿、排便后要用肥皂洗手,可达到消毒的目的。

(5) 艾滋病自愿咨询检测(Voluntary Counseling & Testing, VCT):是指人们通过咨询,自愿选择是否接受 HIV 抗体检测、改变危险行为及获得相关服务的过程,它包括检测前咨询、HIV 抗体检测、检测后咨询、支持性咨询以及相关治疗、关怀等。VCT 服务要求 HIV 检测必须以受检者的知情同意为基础,HIV 检测应当由受检者自己决定,并遵循保密原则和非评判原则。上海市艾滋病免费自愿咨询检测(VCT)服务咨询电话为 63010910。

第九章

心理救助知识

各种灾难性、创伤性事件对人的伤害是立体的,不仅造成生理上的死伤和物质上的损失,而且带来心理上的痛苦,因此,事件发生后的心理救援和心理复建工作,已成为现代救援中人们越来越关注的内容。

第一节 概 述

所谓心理救助,是指在灾难、事故等创伤事件后,对伤病者进行的一系列心理疏导和支持活动。

有关创伤事件后的心理救助最早起源于美国,20 世纪 70 年代,为了帮助越南战争后回国的一些患"创伤后应激障碍"的军人摆脱精神痛苦,逐渐形成了一些心理救助的志愿者组织。到现在已经发展了近 40 年,从民间运动逐渐转变为政府行为,涉及的范围也越来越广,比如家庭暴力、自杀等,创伤事件的心理救助正向着专业化、制度化不断发展。

我国的创伤事件心理救助起步较晚,虽早在 1976 年唐山大地震之后就有学者提出"精神救灾"的问题,新疆克拉玛依火灾现场、河北张北地震现场、南方水灾灾区、河南洛阳大火废墟等危机现场,都活跃着精神卫生工作人员的身影,但我国尚未形成应对重大突发事件的大规模、全方位的心理救助。

一、救助者在心理救助中的角色

救助者作为经常亲历危机现场的专业人员之一,在进行生理救治的同时,在心理救助方面也充当着重要的角色。

(1) 支持者:及时了解伤病者在创伤事件中的经历及由此产生的心理反应,为其提供及时的情感支持,适当地安慰、照顾。

(2) 陪伴者:在亲友未到达之前,在伤病者无助、混乱和惊魂未定之际,作为一个可以依靠和信赖的人,伴随在其身边,帮助他们尽快摆脱消极情绪的困扰。

(3) 教育者:评估伤病者在现场的心理状况,预见其在未来数天或数星期内可能出现的心理反应,寻求处理的方法,并对当事者及家属提供专业的指导,调动积极应对的资源。

二、心理救助的目的

(1) 处理伤病者的各种负面情绪困扰,恢复其理性意识。

(2) 在创伤事件后提供及时有效的心理支持。

(3) 减轻创伤事件对伤病者心理造成的长期负面影响。

三、心理救助的对象

经历或目睹了伤亡等创伤事件后,都会给人的心理造成影响,因此,心理救助的对象是相当广泛的。其中最重要的就是创伤事件中的幸存者,也是最直接的受害者,另外还有事件中死难者的直接亲属和密切的亲友,以及事件现场的目击者。除此之外,参与救援的所有人员同样需要各种形式的心理救助。因此,救助者在做好对他人的心理救助工作的同时,还应该做好自身的心理保健,尽量降低救援中各种恶性刺激造成的影响。

第二节　心理反应

事件的突然发生,往往使人在没有任何心理准备的情况下遭受打击,致使人的生理和心理平衡遭受巨大的挑战,在心理上引发焦虑、悲伤、恐惧等不良情绪,受害者往往会感到手足无措、无所适从,并且为自己的各种感觉和行为感到困扰和担忧。

根据国家一项科研课题的调查资料报告,1976年唐山大地震后,灾区曾经有14.6%的劫后余生者因亲人遇难和难以忍受震后满目废墟的惨状,产生不想活下去的念头;强烈地震造成的精神刺激导致一些人产生反应性精神病。据1978年8月唐山市精神病院普查,确认因地震造成极度痛苦、悲伤和恐惧而导致的反应性精神病有108例,占各类精神病的2.4%。此外,地震发生后一天内,灾区的人们有50.7%的人产生了严重悲伤情绪;有69.8%的人产生了恐惧心理;有54.4%的人产生了痛不欲生的情绪;有54.3%的人感到心慌意乱。

面对突发的创伤事件,由于个人的经历、处理问题的方式以及对危险认知的不同,每个人的反应也各异。无论反应如何,经历创伤事件后,伤病者的心理过程大致可以分为以下三个阶段:震惊期、修复期、重整期。

一、震惊期

创伤事件发生时的恐怖和紧张场面,作为一个巨大的应激源,强烈地触动着伤病者的每根神经,促使他的机体会本能地做出一系列的反应,这个阶段通常由数分钟到24小时。

（一）生理反应

面对创伤事件,体内肾上腺素大量释放进入血液,为进一步的行为做好准备:血压升高,心跳加速,呼吸急促,血糖升高,血液大量涌向心、脑、肺,出现头晕头痛,内脏器官血供减少导致胃部蠕动、恶心、呕吐,甚至腹泻,外周血供减少使得皮肤出汗、发冷、四肢颤抖,甚至大小便失禁。

（二）情绪反应

面对突如其来的创伤事件,伤病者心理上第一反应就是意识到危险的来临,顿时恐惧的情绪将其笼罩。其中可能会有一小部分人经历短暂的否认阶段,不相信事情的发生,然而警醒后将是更大的恐惧。伴随着恐惧而来的还有巨大的焦虑,而严重的焦虑又将进一步加重躯体的症状,不断的恶性循环最终可能发展为惊恐。除此之外,伤病者还可能出现抑郁、愤怒等强烈的情绪反应,或者在震惊后出现情绪的麻木状态。

（三）行为反应

糟糕的躯体感觉和不良情绪共同作用将严重影响伤病者的整个认知能力,使其注意力变得很狭隘,除了眼中的焦点之外,往往很难顾及周围的环境以及未来的情况,最常见的表现就是迷茫、思路混乱、不能处理手头需立即处理的事情,表现在行为方面则是惊慌失措、无所适从、坐立不安、哭泣不止或喃喃自语,甚至大喊大叫、伤人毁物,以及其他一些不合常理的行为。如果打击过大,有的人还会有精神运动性抑制,出现发呆、运动困难或障碍,甚至瘫痪。

二、修复期

创伤事件过去之后,伤病者逐渐从巨大的震惊中恢复过来,开始理性地看待周围的世界,开始接受意外事件发生的现实,并开始接受和处理创伤事件带来的各种后果。这个过程是一个学习和适应的过程,其中可能会经历许多困难和痛苦的心理过程,一般持续数天至数个星期不等。

（一）生理反应

由于持续的应激状态,导致身体体力和精力的大量耗费,伤病者会感到极度的疲倦,浑身无力或不适,可能出现头痛、胃痛、发冷等症状,有的人还会出现睡眠障碍,失眠甚至做恶梦。

（二）情绪反应

一旦回到现实,伤病者面临的将是个人生活世界的重大改变,这是一段对所受损失感到悲伤的必要时期,不仅有对死者的悲伤,还包括对自己身体、家庭和社会改变的悲伤,以及对未来生活改变的悲伤,巨大的悲伤可能击垮一个人的意志。当一些环境刺激唤起有关创伤事件的回忆时,会导致伤病者再次感到恐惧,但是这种恐惧的情绪会随着时间的推移而逐渐减少。除此之外,愤怒的情绪也是很常见的,对老天的不公、命运的坎坷、肇事者的野蛮而愤愤不平。内疚是另一个常见的情绪反应,包括人们所熟知的"幸存者负罪感",由于意识到其他人都死了,自己幸存下来,感到自己应该为别人的死负责,留下永远无法补偿的痛苦心理,尤其是有亲人亡故的幸存者表现更为明显。

（三）行为反应

证据表明,创伤事件过后伤病者可能对环境的感知发生重大改变,对危险作出夸大的受惊反应和过度警惕,逃避一些与创伤事件有关的人、事、地点,比如说车祸后害怕坐车,淹溺后害怕接触水等,自我孤立,行为退缩,对工作和娱乐的兴趣下降,甚至会达到自我隔绝的程度。有的人还可能出现孩童般幼稚的行为表现,如经常哭泣,生活不能自理等。有的人为了减轻躯体的症状,可能会出现药物和酒精滥用的现象。

三、重整期

随着时间的推移,各种症状和反应都会逐渐平复,虽然仍不时想起创伤事件,但逐渐能控制情绪,走出阴霾,能集中注意力去应对日常的生活和工作。通常重大创伤之后的悲伤可能会持续很长时间,但是,心理调适一般能在一年内完成。

（一）各种反应的平复

经历过整个创伤事件,伤病者会从中得到很多的人生体验,对自己有了更多更清楚的认识,学习并增长个人应对危机问题的能力和对策。因此,从积极的方面去看,创伤性事件的经历对于个体是一次新的学习和成长的过程。

虽然大部分人都能顺利渡过创伤事件后的阶段,但是,对少数人来讲,在重新过上令人满意的心理稳定的生活这个意义上来讲,心理恢复永远做不到。其中有一部分人将发展为创伤后应激障碍(PTSD)。

(二)创伤后应激障碍

创伤后应激障碍是由异乎寻常的威胁性或灾难性心理创伤,导致出现和长期持续的精神障碍,各种障碍可能在创伤事件后六个月内发生,也可以延迟到六个月后甚至几年、几十年后发病。常见的症状如下:

(1) 常见的症状之一是伤病者反复出现创伤性体验。可能在清醒的时候不由自主地侵入创伤场景的回忆,也可能在梦境当中部分或者全部重现创伤的场景,并可伴随实际的情绪和动作的表现;反复发生触景生情的精神痛苦,并伴有明显的生理反应。

(2) 伤病者还会出现持续性的回避行为。包括主动避免联想与创伤有关的人、物及环境,可能对创伤经历进行选择性遗忘,对未来失去信心和希望,兴趣变窄,对亲人变得冷漠。

(3) 伤病者会表现出持续性的警觉性增高。伤病者在学习和工作中难以集中精力,效率低下,记忆力衰退,还可能出现入睡困难、早醒等睡眠障碍,并处于过度警觉的状态,过分担惊受怕,一些日常小事稍有不顺就情感暴怒、情绪急躁。

各种症状将严重影响其工作和生活,甚至导致人格的改变。

第三节　心理救助

意外创伤事件对个体的影响是多方面的,通常心理的创伤会随着身体的恢复和时间的推移逐渐平复,然而,早期的心理救助和调整也是十分必要的,它可以预防那些常见的但令人痛苦的心理反应的不必要延续。因此,现代意义上的急救工作,救助者不仅要救助伤病者躯体的伤害,也要救助其心理的创伤。在执行救护任务时,帮助伤病者恢复自我意识,摆脱消极情绪的困扰,唤起积极的意识,最大限度地减少心理创伤。

根据救助时间、地点的不同,这里分别讨论现场心理救助、后期心理救助和救助者心理保健。

一、现场心理救助

急救现场的心理救助是在创伤事件的特定环境中进行的,救助对象处境危险,心理救助必须在极短的时间内完成,救助的重点集中在现场压力的处理上,尽快降低伤病者的心理应激水平。因此,现场的心理救助应遵循就近、及时的原则,必须是高度个性化和迅速可行的。

（一）脱离应激源

创伤事件发生后,整个现场对于伤病者都是强烈的应激源,现场的场景、鲜血、叫喊声甚至尸体,都将直接或间接地、持续地对伤病者的视觉、听觉、嗅觉进行冲击,形成强烈的恶性刺激,从而进一步加重心理反应。研究显示,暴露在应激源下的时间越长、强度越大,其症状越严重。因此,现场心理救助首要的任务就是在尽可能的情况下将暴露在应激源下的人员撤离至安全地带。伤病者如果能移动的话,应将其快速转移到可得到适当照顾的保护性场所;如果伤病者被迫无法移动,则应对现场的不良刺激进行处理,比如对尸体进行掩盖或者对伤病者进行遮挡。

（二）提供情感支持

在急救现场,急救人员往往是第一批到达现场的专业人员,是伤病者可以依靠的最直接的资源。伤病者惊魂未定之时,救助者应沉着、冷静、有序地进行抢救和护理,增加其安全感和信任感。创造一种接纳的氛围,对伤病者的所有反应和感受都无条件的接受和理解,告诉他们这些反应和感受都是正常的,每个人都可能会这样。对于震惊麻木的伤病者,救助者则应该使用安慰和鼓励的话语,促进其情绪的表达,通过哭泣、喊叫等较为外显的方式将郁积于心的消极情绪统统宣泄出来,解除情绪对肌体的不良束缚作用,恢复机体的暂时失控功能,体验舒畅感、轻松感。在其倾诉的过程中,救助者应该耐心倾听,表达你的支持和社会团体的支持,使伤病者感觉自己没有被遗弃。如果有家属在场,可以合作给予支持,良好的社会支持能够很好地缓冲创伤事件对伤病者的打击。

（三）帮助做出决定

研究表明,帮助创伤受害者努力争取活下去的最重要的两种力量是对某人的强烈依恋感情以及自己存活的努力能够成功的希望。但是,在震惊期只有极少数心理素质较好的伤病者能够沉着、冷静地做出决定,大都数人由于各种反应的困扰,往往很难做出决定或者是做出正确的决定,甚至有的过激行为还会阻碍救援的进行。这些都会使伤病者看不到存活的希望,使其感受到深深的挫败感和无能为力感。因此,救助者应在处理好最紧急的情况之后,及时对伤病者的情况进行评估,了解其内心感受和想法,了解其所关注的问题或者迫切需要解决的问题,并且帮助他在理性的基础上做出决定。比如,可以和伤病者的家属取得联系,在家属不能达到现场的情况下,帮助他们保持联系,从而使伤病者找到可以依存的情感纽带。再者,救助者可以适当向伤病者讲解急救现场的情况、取得的进展,并且在其能主动配合的情况下,指导其可以实施的自救措施,对于伤情较轻的伤病者可以让其组织并处理现场简单的工作,并对他们所作出的积极行动进行鼓励。这些做法虽然很简单,但是能在很大程度上降低伤病者的无能为力感,使其自我意识到存活的希望,从而调动体内所有积极的资源,帮助其应对这特殊而艰难的时刻。

（四）适当运用心理技术

救助者在进行现场心理救助的过程中,除了常规的心理支持外,运用适当的心理治疗技术是十分有效的,尤其是针对伤病者各种强烈的情绪和躯体反应。其中,放松疗法是最简单可行的一种方法。放松疗法又称松弛疗法、放松训练,它是一种通过训练有意识地控制自身的心理生理活动、降低唤醒水平、改善机体紊乱功能的心理治疗方法。

面对紧急状况时紧张慌乱的状态、急促的呼吸、快要蹦出来的心脏,都会加重伤病者焦虑和恐惧的情绪,而这些不良情绪又会进一步加重躯体的反应,如此恶性循环。放松疗法则能通过对生理的调节,从而打断这个恶性循环,恢复机体和情绪的平静。但是,在紧急的状况下,伤病者往往很难考虑到这些方法,因此,救助者应该对其行为进行指导和督促。首先,救助者应该用响亮的声音告诉伤病者听从指导,以便引起伤病者的注意和配合。常用的方法有以下两种：

1. 腹式呼吸法

腹式呼吸法也称深呼吸或放松呼吸，是一种以慢节律方式的深呼吸，每一次吸气，都用膈肌把氧气深深吸入肺内。腹式呼吸以一种更放松的方式取代了由于焦虑或自律神经兴奋而出现的浅而快的呼吸，使肺内的氧气交换更有效，从而增加血氧浓度，降低因为缺氧而导致的各种不适的感觉，从而减轻了患者焦虑。

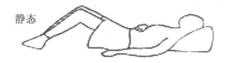
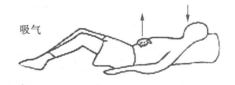
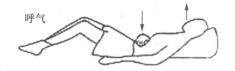

让伤病者在自己的位置上，尽量选择舒服的体位，闭上双眼，把一只手放在腹部胸肋下面（膈肌的位置），紧闭嘴唇，用鼻子呼吸，先慢吸气

图 9-1 腹式呼吸示意图

3～5秒直到肺部已充满空气，随着气体的呼入，肩膀不动，膈肌下沉，腹部不断隆起。屏气1～2秒后，缓慢呼气3～5秒，在呼气的同时，膈肌上升，腹部收缩，直至将全部的气体呼出，如此循环往复进行（见图9-1）。

救助者可以用简单易懂的语句将上面的方法教给伤病者，必要时可以将手放在他的腹部，感觉有无腹部的起伏来判断伤病者的做法是否正确，从而进行进一步的纠正和指导。

2. 渐进性肌肉松弛法

渐进性肌肉松弛法是另外一种常用的放松方法，通过系统地收紧并放松躯体的每组主要肌群，从而体验放松的感觉，反复练习后则能主动控制机体的紧张度。由于练习时要求注意力集中在肌肉收紧和放松的感觉上，因此能暂时忽略一些不愉快的感觉。在危急的情况下，伤病者全身的肌肉应激性地处于紧张状态中，往往无法自动放松，紧绷的肌肉在氧气不充分的情况下进行无氧代谢，造成乳酸堆积，从而使其感受到肌肉酸痛等诸多躯体的不适。因此，救助者用间进行肌肉松弛法，主动放松伤病者的肌肉,降低躯体的不适感,也可以对其心理起到很好的抚慰作用。

渐进性肌肉松弛法具体的方法是依序收紧并放松每组肌群,先收紧一组肌群5~6秒,然后突然放松30秒。比如,练习手部的肌肉,可以先握拳几秒钟,然后将拳头松开,体验这种放松的感觉,然后再进行下一组肌群练习。在练习收紧、放松肌群时要将注意力集中在相应肌群上,重复这个过程直到所有的肌群都得到紧张和松弛。

渐进性肌肉松弛法肌群练习的顺序和方法如下:

(1) 优势侧的手和手臂(握拳,向肩部屈臂、屈肘)。

(2) 非优势侧的手和手臂(同优势侧)。

(3) 前额和双眼(睁眼抬眉,皱额纹)。

(4) 上颊和鼻子(皱眉,闭眼,皱鼻)。

(5) 腭部、下颊和颈部(咬紧牙关,口角后咧,翘下巴)。

(6) 肩部、背部和胸部(耸肩后曳肩峰向中间靠拢)。

(7) 腹部(腹肌坚挺或收缩)。

(8) 臀部(收紧臀部向下推压椅子)。

(9) 优势侧大腿(推挤肌肉,使之紧张变硬)。

(10) 优势侧小腿(脚趾向上翘,伸展并收紧腓肠肌)。

(11) 优势侧脚(脚趾向外、下分开;伸足)。

(12) 非优势侧大腿(同优势侧)。

(13) 非优势侧小腿(同优势侧)。

(14) 非优势侧脚(同优势侧)。

救助者在实际使用的过程中并不严格拘泥于以上的顺序,如果伤病者能够很好地控制自己,那也可以不在收紧的基础上而直接进行主动的放松。

在应用各种方法的同时,救助者还应该注意讯问伤病者的感受,观察他的反应,对其行为进行鼓励和肯定,提醒他记住美好的感觉。救助者应记住,无论伤病者处于什么情况,帮助他们保持深慢的呼吸、放松的姿势和心态,往往能够抵消很多躯体和心理的糟糕感觉,这对保护他们的心理功能是十分必要的。

二、后期心理救助

创伤事件的心理援助应该是一项长期持续的工作,在急救现场处理好伤病者急性的情绪反应后,还应在转送途中和入院后的时间里提供后期的帮助。整个过程还是要强调对伤病者的接纳和理解,最好在并不暗示伤病者心理上有问题的环境下进行,关键在于调动伤病者自身的力量去发现存在的问题,努力去克服困难,而不是替他作决定,预防长期和后续的心理问题。

（一）小组座谈

创伤事件过后,对伤病者来讲最难接受的就是丧失的问题,健康的丧失、经济的损失、亲人的分离、生活方式的改变……所有的一切都将在事件之后考验他们的应对能力,一旦能把丧失问题处理好,他们大多能试图开始新的生活。因此,针对丧失问题最好的方式就是小组座谈。让同一起事件中的伤病者或者相同遭遇的伤病者在救助者的指导下建立"互助组",进行小组座谈,通过小组内的交流,使他们增加彼此的关注,建立团队间的安全感和信任感,感到理解和共鸣,从而改变被动和无助感,增强自信心。

在讨论的过程中,使成员之间获得支持,使他们的痛苦记忆变得淡漠,接受自己的经历,并使其成为他们生活的一部分,鼓励健康的应付方式,而不支持倒退的不适应行为,并且使其从别人那里学习成功处理问题的方式方法,这对伤病者最终走向新的生活是十分有益的。

（二）转移注意

在治疗的过程中,单调枯燥的生活可能成为伤病者心理康复的大敌,过多的空闲时间往往使伤病者更多地关注自己内心的悲伤和不幸,从而陷入痛苦的漩涡无法自拔。此时,合理安排伤病者的生活是必要的。

在病情允许的情况下,救助者可以根据伤病者的兴趣和爱好,安排一些有目的的活动和娱乐。一般悲伤抑郁比较明显的伤病者应设法增加与环境的接触,激发他们对现实生活的兴趣,安排一些轻松愉快的内容,比如散步、唱歌、讲笑话等;而对于焦虑症状明显的伤病者则应该安排一些安静而有规律的活动,比如阅读、看电视等。伤病者参加活动可能是被动的,但是参与到活动中去后,往往能分散他们的注意力,他们内心的痛苦、焦虑也将慢慢被忽略和淡忘。通过参与活动往往还能改善伤病者与社会的接触,帮助他们树立重新生活的信心。

(三) 适当暴露

创伤事件后长时间的恐惧可能是比较普遍的表现,伤病者会恐惧相关的场景、声音等,甚至还会出现逃避的行为,如果长时间持续将对日后生活的重建形成障碍,迫切需要早期介入干预。

对付恐惧最好的办法就是面对,可以应用行为主义的暴露疗法,救助者可以简单利用想象暴露的方法。具体的做法是,将伤病者安置在安静的环境中,在救助者指导下开始回想创伤事件发生的过程,要求强度由弱到强。可以先从创伤事件发生之前开始想象,然后一步一步进入创伤的情景,回忆发生的每一个细节,每一个动作,每一点感受,周围的场景,人们的反应……越仔细越好。伴随着想象的逐步深入,很多曾经的情绪和行为反应又会卷土重来,此时,最重要的一点是救助者应该结合使用前面的放松疗法以降低反应。如此反复使用,创伤所带来的身心反应会逐渐减轻,创伤事件本身也将逐渐被伤病者所接受。

伤病者如果进行想象暴露有困难,或者情绪反应过于强烈,也可以选择一些变通的方法,比如,让伤病者用画画的方式表达事件当时的情景,也可以由救助者来提相关的问题,伤病者来回答,无论何种方式都要鼓励伤病者接受已经发生的不幸,面对不幸,开始新的生活。

(四) 药物治疗

伤病者如果出现持续而严重的身心反应,依靠单纯的心理救助往往是不能完全解决问题的,因此,必要时可以在医生的指导下辅助使用药物,帮助改善部分症状。

对于处于高警觉状态的伤病者可适当应用弱安定类药物,降低其警觉水平,恢复有效的应付行为。

对出现严重抑郁情绪，或自杀观念和自杀行为的伤病者，应适当使用抗抑郁药。如果出现睡眠问题还可以添加巴比妥类的药物改善睡眠。

（五）其他

在心理救助的过程中，救助者如果发现伤病者出现明显的创伤后应激障碍症状或者出现幻觉、妄想等明显的精神病性症状时，应立即建议家属或伤病者接受专业机构的治疗，以免延误病情。

三、救助者心理保健

救助者在处理各种创伤性事件时，在对伤病者进行心理救助时，自己的内心同样也经历了强烈的冲击，因此，救助者自身的心理保健对于维护其心理健康、保证职业稳定具有至关重要的作用。

（一）主动放松

救助者在高强度、无规律的工作环境中首先要学会的就是主动放松，将紧张的神经、肌肉以及心理状态都松弛下来，让身心能够得到充分的休息。最简单有效的方法就是前面所提及的放松训练，救助者应经常练习，熟练运用，争取能自如驾驭身体的紧张状态。

在日常的生活中，救助者应学习多种放松的方式。比如，听听音乐，音乐是通向情感的门径，能刺激部分大脑，引起幸福感，像食物那样让大脑释放出脑内啡。无数的临床实践已经表明听自己喜欢的音乐能明显降低忧虑程度，保持心理平静。还有，多听一些有益的笑话，看看喜剧片等，总之找一些能让你开怀一笑的事情，头脑对面部表情改变会作出反应，可降低某些应激激素，增强免疫系统。

（二）适当运动

经常跑步的人会有一种欢欣鼓舞、精神放松的感觉，这就是所谓的"奔跑者的高潮"。许多研究表明，运动会减轻对心理应激源的反应，也可阻止或减轻沮丧、消沉的感觉。事实证明，运动对焦虑、抑郁、应激反应等都有很积极的作用。除了跑步之外，救助者还可以通过其他方法获得这种感觉，例如跳舞、打球等。即使简单的散步也会让压力远去，美丽的环境更是使人心旷神怡。总之，救助者要做的就是选一个喜欢的运动,行动起来。

（三）合理倾诉

救助者每天的经历,对每个患者的抢救可能都是一种挑战,也是人生价值的体现,然而这些生老病死的鲜活事例往往也成为他们心中最沉重的心理负担,长时间的蓄积往往可能导致严重的心理问题。那么,救助者可是尝试着把所经历的喜怒哀乐说给别人听,即使只是电话一端的倾诉也会让你轻松很多。温斯顿塞伦州立大学心理学家里奇·沃克声称,如果有很多不同的听众,讲故事的效果会更好,因为这样有利于把故事多次讲给不同的人听,大家共同来分担故事里的各种感受。除了讲故事,还有很多有效的倾诉的方式,比如通过日记、网络博客等,总之要将心理的感受表达出来。

（四）专业咨询

救助者应尽最大可能保持自身身心平衡,但是,在大强度事件长时间的刺激下,往往自身调节也会失灵,此时,救助者可以到专业的咨询机构寻求专业的心理咨询,学习新的应对方式。最行之有效的途径是急救工作管理部门应定期组织救助者进行咨询,或者在团队中配备心理咨询专家,才能保证整个急救队伍的心理维持在稳定水平。

第十章

红十字救护队

　　红十字救护队的建立是贯彻红十字会总旨,更好地服务社区活动的延伸需要。在红十字会的组织下,把群众性的培训工作和群众性的救护工作有机地结合起来,使红十字会的救灾、救护、救助工作能持久、扎实地开展下去,在社区发生意外伤害和突发事件时,能及时地、有组织地开展救护工作。本章着重介绍红十字救护队的组织工作、救护设备、救护实施等内容,目的是让救护者了解红十字救护队的知识,发挥救护队的作用,更好地为社区服务。

第一节　概　述

一、救护队的含义

　　红十字救护队是指由红十字会专(兼)职人员和志愿者参与从事初级救护团队活动的基层群众性组织。是由市红十字会、区(县)红十字会统一指导和管理,所有活动的开展必须在区(县)红十字会的组织下进行,街道红十字救护队

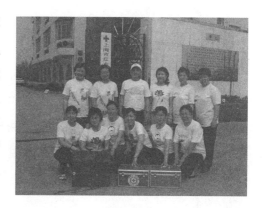

由区(县)红十字会进行指导,负责街道社区发生意外伤害和突发事件中开展自救互救和协同其他系统参加救护、救助工作。中小学校和高等院校在校红十字会的指导管理下,可建立相应的红十字救护队,参与校区或周围社区的救护活动。

二、救护队的任务

红十字救护队的主要任务可归纳为:

(1)协助区(县)红十字会开展社区急救、救护知识的培训。

(2)指导社区居民掌握基本的初级救护技能及训练。

(3)参加意外伤害和突发事件的现场救护和救助工作。

三、救护队的救护范围

(一)参与社区意外伤害救护

包括车祸伤害、火灾伤害、触电伤害、溺水伤害等事故现场的救护工作。

(二)参与居家危重急症的救护

包括心脑血管意外、休克、晕厥等急症的现场救护。

(三)参与急性中毒的救护

包括强酸、强碱伤害,食物中毒,煤气中毒等现场救护。

第二节　救护队组织

一、救护队成员的编配

红十字救护队一般由 15 人组成(年龄 50 岁以下),主要成员由红十字会专(兼)职干部 1 名、社区卫生服务中心(校医务室)的医生 1 名,红十字卫生站(校红十字会)志愿工作者 13 名组成。设队长、副队长各 1 名,编设 3～5 个救护小组,每个小组编设 3～5 人。

二、救护队成员的职责

红十字会救护队的成员分别履行队长职责和队员职责,严格按照各自职责做好工作。

(一)队长职责

(1)负责全队的组织工作,实施各种救护预案。

(2)负责与有关部门的协调与联系。

(3)负责全队人员的管理和训练。

(4)负责全队救护器材的筹划和管理。

(5)自己应具有组织指挥和急救技术的能力。

注:副队长协助队长工作和救护设备的管理。

(二)队员职责

(1)严格遵守红十字会基本原则和各项规定。

(2)养成服从命令、听从指挥和守信的作风。

(3)爱护伤病者和救护设备。

(4)认真学习现场急救知识和技能。

(5)发扬团队精神,树立严谨的工作态度。

(6)招之即来,来之能战。

三、救护队成员的能力

红十字救护队全体成员必须具备以下能力:

(1)应具有初级救护知识和技能,并获得救护员培训证书。

(2)熟悉红十字知识和宣传红十字精神,接受过红十字知识培训。

(3)具有组织救护工作能力,能适应各种环境中的救护工作。

(4)具有自我防护能力,能观察环境的安全程度,熟练使用防护器材,做好个人防护的同时,也会保护伤病者的安全。

四、救护队的工作原则

红十字救护队在展开救护队时,必须遵循以下原则:

（1）遵守红十字七项基本原则，即人道、公正、中立、独立、志愿服务、统一、普遍原则。

（2）时效性原则。贯彻时间就是生命，必须争分夺秒的全力救护，操作规范有效。

（3）诚信性原则。所有队员必须遵守诺言，忠实服务，尽到志愿者的义务和责任。

（4）整体性原则。发扬团队精神，充分发挥每名队员的积极性和责任性，个人利益服从于集体利益，顾全大局。

（5）安全性原则。要做到安全救护、安全救助。

第三节　救护设备

救护设备是指救护队执行初级救护所需要的器材。红十字救护队的救护设备应由市、区(县)红十字会组织下进行编配，能适应救护的需要。

一、救护设备分类

根据救护设备的性能和功效，可分为急救器材、搬运器材、车辆、保障器材等。

（一）急救器材

1. 止血器材

包括止血带(如橡皮止血带、卡式止血带、充气式止血带)、三角巾、创口贴等。

2. 包扎器材

包括三角巾、纱布绷带、强力绷带、尼龙网套、纱布垫、敷料等。

3. 固定器材

包括夹板(如卷式夹板、塑料组合夹板、充气夹板、塑料多部位夹板、木质夹板)、颈托、骨折固定器、三角巾等。

4. 通气器材

包括袋装面罩、气囊复苏器、氧气面罩、氧气瓶(袋)、鼻氧管、压舌板、舌钳、"S"型通气管等。

5. 综合急救包

是用尼龙布材料制作,设计合理,方便耐用,适用于现场救护。

它内装器材可进行供氧、止血、包扎、固定、搬运等处理。可根据救护队现场救护需要提供以下器材(见表 10－1)。

表 10－1　综合急救包器材品量表

序号	品名	数量	序号	品名	数量
1	体温计	2 支	21	别针	10 个
2	镊子	1 把	22	无菌创可贴	100 片
3	剪刀	1 把	23	脱脂棉(25 克)	1 卷
4	压舌板(金属)	1 把	24	三角巾	4 条
5	舌钳	1 把	25	各种规格纱布绷带	8 卷
6	氧气瓶 1.5 升	1 套	26	包扎强力绷带(小儿头)	5 个
7	吸氧面罩	1 个	27	包扎强力绷带(足、肘)	5 个
8	表式血压计	1 套	28	包扎强力绷带(手、手腕)	5 个
9	塑料多部位夹板	1 副	29	包扎强力绷带(腹、胸)	5 个
10	多功能颈托	1 个	30	清毒片	1 瓶
11	一次性速冷冰袋	2 个	31	红花油	1 瓶
12	手电筒	1 个	32	清毒剂	1 盒
13	CPR 呼吸面罩	1 套	33	药片	1 盒
14	鼻氧管	1 根	34	一次性注射器	2 副
15	一次性输液器	4 副	35	圆珠笔	2 支
16	橡皮手套	4 副	36	红、白色标记布条	5 副
17	台布	1 块	37	伤口垫	10 块
18	记事薄	1 本	38	手术刀	1 套
19	现场急救手册	1 本	39	卡式止血带	2 根
20	胶布	1 卷	40	"S"型通气管	1 根

（二）搬运器材

1. 徒手搬运器材

包括伤病者背带、帆布拖袋、雨布等。

2. 担架

包括通用担架、折叠式担架、铲式担架、轮式担架、骨折固定板等。

3. 就便器材

包括木椅、木板等。

（三）车辆

包括救护车，运输卡车，大、小轿车等。如距离过远，可申请用于运载救护队成员和伤病者，将其一起送往医院。

（四）保障器材

1. 个人生活器材

包括个人行装、水、食品等。

2. 个人防护器材

包括工作服、防护衣、帽、裤、口罩、手套等。

3. 通信联络器材

包括电话、手机、对讲机等。

4. 救护队标志器材

包括队旗、臂章、红十字袖套、队服、队标等。

5. 救护用文书

包括记事本、伤病者登记本、各类处理方案、文具用品等。

二、救护设备管理

（一）建立救护设备器材库

由红十字救护队抽组单位负责设立救护设备器材库，主要存放救护队救护设备，室内建立相应的规章制度，设立救护设备账本，器材库防盗、防霉、防潮、防鼠、防火，保证设备处于良好状态。

（二）专人管理，定期保养

救护设备应有救护队成员负责保养，定期检查设备情况，防锈、防霉变,对过期失效器材要及时调换补充,救护设备不得外借和动用,如果需要动用,经主管单位批准,用后保养,使救护设备保持良好的工作状态。

（三）救护设备的标准

经过实践后应及时添置新的、效果好的设备,使救护设备不断更新,真正发挥设备的救护效果。

第四节　救护队的救护实施

救护队救护实施是指救护队接到救护命令起进行的出发前准备、组织行动、现场救护和结束返回的整个过程的活动。在这一过程中,救护队面临的任务多变,但救护队的工作程序相对固定,因此,要求救护队全体成员必须知道各个环节中的工作要点,才能使自己的行动适应团队行动的需要,才能做好实施救护中的每一件事,这对救护工作的完成是十分必要的,其工作流程见图 10 - 1。

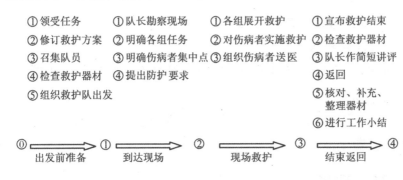

①领受任务　　①队长勘察现场　①各组展开救护　①宣布救护结束
②修订救护方案　②明确各组任务　②对伤病者实施救护　②检查救护器材
③召集队员　　③明确伤病者集中点　③组织伤病者送医　③队长作简短讲评
④检查救护器材　④提出防护要求　　　　　　　　　④返回
⑤组织救护队出发　　　　　　　　　　　　　　　⑤核对、补充、整理器材
　　　　　　　　　　　　　　　　　　　　　　　⑥进行工作小结

⓪ ⟹ ① ⟹ ② ⟹ ③ ⟹ ④
出发前准备　到达现场　现场救护　结束返回

图 10 - 1　救护队执行救护工作流程图

一、出发前准备

出发前准备是指救护队接到救护命令后所进行的工作,直到离开驻地前往事发现场的活动。是整个工作的基础,要求行动迅速、情况明确、准备充分、行动到位,在较短的时间里完成一切准备,其工作重点如下:

（一）领受任务

救护队队长接到救护命令时要明确：

（1）执行何种任务、伤害程度。

（2）救护地点。明确详细地址、联系人、联系电话。

（3）出发时间。

（4）救护要求。如行动方式（步行、车辆运送）等。

（二）修订救护方案

根据任务性质及任务大小，选择救护方案。

（三）召集队员

（1）采用电话、手机等方式通知队员集合，明确集合地点、时间、要求、联系人、联系电话等。

（2）集合后迅速传达任务，部署工作，提出完成准备的时限和要求。

（3）进行救护器材准备。

（四）检查救护器材

（1）对救护器材进行清点，查看是否带齐。

（2）检查个人保障物资的准备情况。

（3）联系车辆情况看是否落实。

（五）组织救护队出发

（1）乘车行动时，组织物资装车和人员登车，规定乘车要求、联络信号及行车安全。

（2）步行行动时，组织人员列队，检查救护器材携带情况，立即出发，注意行进安全。

二、到达现场

救护队到达事发现场后的主要工作如下：

（一）队长勘察现场

（1）向当事人或目击者了解情况。

（2）勘察现场情况。包括勘察伤病者情况，对现场作出安全评价，确定进出路线等。

（二）明确各组任务

（1）召集各组组长划分救护范围和位置。

（2）明确各组进出路线及救护要求。

（三）明确伤病者集中点

如果事故现场大、发生伤病者多、安全性差,迅速明确伤病者集中点,以便救护者迅速将伤病者救出,送往集中点救护。伤病者集中点的条件是环境相对安全、平坦,便于救护车辆到达,照顾到各小组的搬运方便,要有救护者监守。

（四）提出防护要求

根据事发现场的危害因素,及时向队员提出防护措施及要求,做到安全救护。

三、现场救护

现场救护是整个救护工作的重要环节,由于事故类型不同、伤害程度不一,救护的种类和方法也不一样,但工作流程是相同的,主要工作重点是:

（一）各组展开救护

（1）各组根据任务迅速投入救护工作,做到人员分工明确。

（2）贯彻先抢后救的原则,尤其是环境安全差、伤病者多的情况下,先将伤病者脱离现场送往伤病者集中点,搬动时动作要轻。

（3）注意做好个人防护和伤病者的防护工作。

（二）对伤病者实施救护

（1）对伤病者进行意识判断,采用拍打、叫喊的方法,判定伤病者有无意识。

（2）对出血者进行判别,如果确定有出血,作止血处理,如采用指压止血、止血带止血等方法。

（3）对创伤者进行判别,判断伤口的数量、伤害程度、部位,然后采用三角巾、绷带、强力绷带、尼龙网套等器材进行包扎法处理。

（4）对骨折者进行判别,判断是开放性骨折还是闭合性骨折,以及骨折部位,然后采用相应的骨折固定方法进行处理,尤其是颈椎、脊柱骨折伤病者,注意固定和搬运方法,确保安全。

(5)煤气中毒现场救护:救护者进入室内时用湿毛巾捂住口鼻低姿入室;禁止明火(如打火机、电灯开关、照明灯等);关闭煤气开关;打开门窗通风;发现中毒者立即搬运至空气通风处;发现心跳、呼吸骤停者进行心肺复苏术;同时向"120"呼救,送往医院。

(6)电击(触电)伤害现场救护:触电现场不能接触触电伤者,关闭电闸或用绝缘棒、棍将电线挑开,再将伤病者搬离现场。当判断伤病者为心跳呼吸骤停时,施行心肺复苏术,要求时间长一些。

(7)居家心脑血管意外现场救护:向当事人了解情况,迅速判断有无意识存在,如有,使伤病者安静卧床休息,不要随便搬动;对昏迷者应使其保持呼吸道通畅,解开衣领,头向一侧;当心跳呼吸骤停时,将伤病者搬至地板施行心肺复苏术。

(8)溺水伤害现场救护:将溺水者捞起,脱离水面。当溺水者有水吸入时,进行倒水。当判断心跳呼吸骤停时,施行心肺复苏术。

(9)火灾伤害现场救护:将伤病者脱离现场,如身上有火进行灭火,劝其不要叫、喊,就地卧倒,打滚灭火;发现呼吸困难者,注意呼吸道通畅,以防窒息;如有烧伤面,用大敷料式三角巾包扎;如无烧伤,但判断心跳呼吸骤停时,施行心肺复苏术。

(10)车祸伤害现场救护:当有多名伤病者时,应作简要分类,迅速将伤病者搬离现场,根据伤者情况,分别施行止血、包扎、骨折固定术,对挤压或碾压在车厢内或车底下的伤病者,设法抢出后救护。

(三)组织伤病者送医

现场救护处理结束后,对伤病者的送医方式有两种,一种是等待救护车到来,协助救护人员将伤病者送上车;另一种是现场伤病者数量多、过往车辆多时,救护者可根据伤者情况,安排车辆,安置好伤者体位,组织将伤病者送上车后,送至医院,在组织伤病者送医时要注意安全。

四、结束返回

结束返回是指救护队完成救护任务、宣布救护工作结束和组织返回

原驻地的活动过程,其工作要点如下:

（一）宣布救护结束

队长根据救护工作完成情况作出决定,宣布救护工作结束:

(1) 讲明救护结束后的工作。

(2) 要求迅速清理救护器材。

(3) 解除救护者防护器材。

(4) 收集整理相关资料。

（二）检查救护器材

(1) 清点救护器材消耗情况,作出记录。

(2) 将救护器材归位成携行状态,以便返回。

(3) 对当地借用的器材作归还移交工作。

（三）队长作简短讲评

(1) 总结任务完成情况,提出好的方面,表扬优秀队员。

(2) 指出问题,要求注意和纠正。

(3) 明确返回的行动方式及要求。

(4) 组织全队返回原驻地。

（四）返回

(1) 对救护器材进行保养。

(2) 对已消耗的器材进行补充。

(3) 对所有救护器材按原存放规定放好,使器材保持良好状态。

(4) 进行工作总结,发动全队进行总结,撰写书面报告报送上级,将资料汇总后归档保存。

(5) 暂时解散队伍,回归原单位。

（五）核对、补充、整理器材

（六）进行工作小结

参考文献

[1] 邵浩奇.现场急救手册[M].上海:上海医科大学出版社,1993,5.

[2] 袁惠章,等.社区保健与安全生活读本[M].上海:上海科技教育出版社,2003,1.

[3] 江亦曼.救护[M].北京:社会科学文献出版社.2007,8.

[4] 王一镗.心肺复苏[M].上海:上海科学技术出版社,2001,1.

[5] 王一镗.现场急救常用技术[M].北京:中国医药科技出版社,2003,3.

[6] 韩陆,等.急救手册[M].北京:北京出版社,2007,8.

[7] 李宗浩.现代生活急救[M].北京:知识出版社,2000,1.

[8] 王莉,等.家庭应急与急救全书[M].青岛:青岛出版社,2005,1.

[9] 曹世龙.家庭医学全书[M].上海:上海科学技术出版社,2000,11.

[10] 茅志成.家庭急救120[M].江苏:江苏科学技术出版社,2006,7.